六经辨治脾胃病

章浩军 著

中国中医药出版社

·北京·

U0346567

图书在版编目（CIP）数据

六经辨治脾胃病 / 章浩军著 . —北京：中国中医药出版社，
2018.3（2021.12重印）

ISBN 978 – 7 – 5132 – 4553 – 1

Ⅰ . ①六… Ⅱ . ①章… Ⅲ . ①脾胃学说 Ⅳ . ① R256.3

中国版本图书馆 CIP 数据核字（2017）第 255979 号

中国中医药出版社出版

北京经济技术开发区科创十三街31号院二区8号楼
邮政编码 100176
传真 010-64405721
保定市西城胶印有限公司印刷
各地新华书店经销

开本 880×1230 1/32 印张 6 字数 150 千字
2018 年 3 月第 1 版 2021 年 12 月第 3 次印刷
书号 ISBN 978 – 7 – 5132 – 4553 – 1

定价 32.00 元
网址 www.cptcm.com

服务热线 010-64405510
购书热线 010-89535836
维权打假 010-64405753

微信服务号 zgzyycbs
微商城网址 https://kdt.im/LIdUGr
官方微博 http://e.weibo.com/cptcm
天猫旗舰店网址 https://zgzyycbs.tmall.com

如有印装质量问题请与本社出版部联系（010-64405510）

吴序

——信念笃实研经典，坚守恒久信岐黄

《伤寒论》是阐述复杂性辨证论治最好的一部医书。其辨证论治内容丰富，形式活泼，内涵深邃，是阐述复杂性辨证论治思维最典型的医著。《伤寒论》对中医学的最大贡献和最重要的部分就是"六经辨证"。六经辨证是复杂性辨证，也是最能反映中医学特色的辨证论治纲领。

由于经方组方简捷，疗效确切，一直被后世医家所推崇，亦为现代医家所喜用。

作为第二批全国优秀中医临床人才的章浩军主任医师，毕业于福建中医学院（现福建中医药大学），现任福建中医药大学附属龙岩中医院副院长、中医内科主任医师、硕士研究生导师、"十二五"国家重点中医专科培育项目——脾胃病专科学科带头人、龙岩市名中医。还担任世界中医药学会联合会消化病专业委员会理事，中国中西医结合学会风湿类疾病专业委员会委员、中国中西医结合防治风湿病联盟常委，福建省中西医结合学会风湿病分会副主任委员、消化病分会常委，福建省中医药学会脾胃病分会副主任委员、治未病分会副主任委员、外治法分会副主任委员、内科分会常委、中医科普分会常委、中医经典分会常委兼副秘书长，龙岩市中医药学会副会长等职。章浩军主任长期

以来，信念笃实，坚守中医，认真钻研《黄帝内经》《伤寒论》《金匮要略》等经典著作，善于学习总结历代医家学术思想和临证经验，不断在临床实践中提升中医内科功底，尤其在《伤寒论》研究上更胜一筹。他擅用经方治疗久利（溃疡性结肠炎）、胃痞（慢性胃炎、功能性胃肠疾病）、胃脘痛（胃溃疡）、顽痹（类风湿关节炎）、痿证（重症肌无力）、肝癖（脂肪肝）等疑难杂症。出版《伤寒心悟》等专著，并在国家级、省级学术期刊公开发表"应用六经理论指导肠道疾病诊治""推按运经仪结合中药辨治胆囊炎临床观察""论《伤寒论》之和"等50余篇学术论文，主持"六经辨治溃疡性结肠炎临床研究"等6项科研课题。在30余年的中医临床生涯中，章浩军主任既可运用常识、常法分析处理临床常规问题，又可辨证论治临床的疑难疾病和复杂性问题。其运用经方，多能得心应手，疗效确切。

《伤寒论》也是培养发现问题、分析问题、解决问题能力的最好教材。《伤寒论》398条都来自于临床，所以学习《伤寒论》不能脱离临床，更不能死记硬背。

章浩军主任新撰的《六经辨治脾胃病》，全书分为两篇，分别为总论、各论。总论分述六经与脾胃之关系；各论有十一章，分述临床常见脾胃病。既有理论探微，方药析要；又有临证应用，验案举隅，实是一本现代临证不可多得的参考书。衷心祝愿章浩军主任能够在研究经典的道路上，不断努力，不断进取，不断取得新的收获和成果。

福建省中医药学会秘书长　吴宽裕
丁酉年春节谨识于福州

黄序

　　结识章浩军主任是在福建省优秀中医临床人才中医"四大经典"培训班上，后来在学术会议场合多次接触长谈，感受到他对《伤寒论》等中医经典的痴迷和钻研精神，他现在是福建省中医药学会脾胃病分会的骨干，我们接触更多了些。

　　我有幸先睹他集三十载潜心研究六经辨证对内伤杂病特别是脾胃诸病进行辨治的理论与实践经验，撰写而成的《六经辨治脾胃病》，该书指出六经辨证不仅为伤寒所设，也可成为诊治百病的辨证纲领，全书突出脾胃在外感及内伤疾病中的作用，认为六经与脾胃密切相关，脾胃为气血生化之源，胃行气于三阳，为六腑之本；脾行气于三阴，为五脏之本，体表营卫、体内阴阳，均得益于脾胃后天的生化补充。该书对《伤寒论》与脾胃病相关条文进行分析、归纳，整理出六经辨证治疗脾胃病的证治规律，对常见脾胃十一病用"吐、利、痞、痛、秘"加以概括，吐者胃气不降而上逆，见呕吐、吐酸、反胃、嗳气、呃逆；利者脾气不升而反降，见下利、便血；痞者脾胃升降失常，气机痞塞不通；痛者分不通则痛与不荣则痛，见胃痛、腹痛；秘者，闭也，气机闭结所致。其病机分析层次清晰，证候规律归类明确，各论中列脾胃病相关条文、治法方药分析、证治应用及治验案例，确实对学习《伤寒论》应用六经辨治脾胃病的后学者有重要的价值。专著即将付梓，乐为之序。

福建省中医药学会脾胃病分会主任委员　黄恒青
2017 年 5 月 16 日于福州

钟序

捧读浩军先生新著，虽则匆匆一遍，已有受益颇多之感：全书随见浩军先生积30多年之功，精研仲景学术的博采、深味和妙悟。

全书以仲景原著为基础，以临床问题为导向，对临床脾胃诸病，概以六经钤之，追本溯源，探隐索微，博采众长，提要钩玄，赋经典以新义，示临证以规矩。其中不少内容发掘之深、说理之精，可谓发前人之所不及。特别是"各论"中对脾胃各病的"证治运用"一节，倾其多年研究探索脾胃病六经辨证的思路、方法和经验，而且各病均列举临床病案，进一步验证其临床实用价值，不仅凸现了以六经辨证论治脾胃病的独到性与实用性，而且体现了浩军先生审证精细精湛、活用经方古法的临证智慧和神奇疗效，更为医者理解经典、活用经方提供了极有临床意义的示范与指导。

由于本人才疏学浅，难窥浩军先生大作守正出新之奥义、启迪后学之妙用，更多的领悟，想必亦须"经书不厌千回读，熟读精思理自知"。我深信此书有益于治学，有助于医道，有惠于民生。掩卷之余，愿寄斯语，以表敬佩。

福建省龙岩市第二医院党委书记　钟国伟
2017 年 5 月 20 日

前言

　　六经之名最早见于《黄帝内经》，其与脾胃相关联，正如《素问·太阴阳明论》中所云："太阴者，脾土也；阳明者，胃土也。胃纳水谷，借脾气运行，充于脏腑，而经脉以和，四肢以荣，土者生万物而法天地，故为太阴阳明论。"此已点明六经之中包含脾胃，而脾胃又是六经之基础，太阴脾与阳明胃更为自然界与人类生存的基础。医圣张仲景继承《黄帝内经》脾胃学术理论，在其所撰之《伤寒论》中，尤为注重脾胃在疾病发生、发展、变化过程中的作用，处处体现出其"顾护胃气"的学术思想。六经辨证不仅为伤寒所设，也可成为诊治百病之辨证纲领，故凡病离不开六经。对此，清代著名医家柯韵伯专门提出："原夫仲景之六经，为百病立法，不专为伤寒一科，伤寒杂病治无二理。"而晚清名医舒驰远亦在其所作《伤寒集注》一书中指出："汉儒张仲景著《伤寒论》始创三百九十七法，一百一十三方，大开六经法门，匪特专治伤寒，凡百杂病要皆不出六经之外，治法即在其中。"

余初于医圣张仲景《伤寒论》三阳三阴病之中，探寻脾胃证治规律，再验诸临证，终有所获，并历经数载，撰成拙著。是书有以下两大特点：一者以六经辨证指导应用经方辨治脾胃诸疾；二者对脾胃病六经各证均联合使用中医外治法，取内外治之所长，而达事半功倍之效果，正可谓："六经之中有脾胃，脾胃之中用六经。"

　　因余之中医理论功底尚浅，拙著难免存在诸多错误之处，敬请同道批评、指正。撰写是书还得到吾院脾胃病科同仁及余之研究生刘启华、阙茂棋、曾萍、游娟等大力协助，在此特别致谢。

章浩军

2017 年 10 月

目 录

上篇 总论

下篇　各论

上篇
·
总论

六经之脾胃

　　余以六经辨证对内伤杂病特别是脾胃诸病进行辨治与临证研究，至今已三十载。想当初，首用六经辨证诊治下利病，尤其是溃疡性结肠炎，其情景历历在目。三十年来，余坚持对《伤寒论》中与脾胃病相关的条文进行分析、归纳，不断整理出仲景六经辨治脾胃各病的证治规律，并在临证中加以实践。对呕吐等脾胃十一病，从其证候特点、病理机制入手，用"吐、利、痞、痛、秘"五字即可概括：吐——呕吐、吐酸、反胃、嗳气、呃逆；利——下利、便血；痞——痞满；痛——腹痛、胃脘痛；秘——便秘。该五字不仅系症状所见，更可反映其病机：吐者胃气不降反而上逆为其直接病机；利者脾气不升反降而为病机关键；痞者脾胃升降之机失司，气机痞塞不通而致；痛者又有"不通则痛"与"不荣则痛"之分；秘者，闭也，气机闭结所致，古称其为"结"。

　　六经与脾胃之关，系即脾胃为气血化生之源，胃行气于三阳，为六腑之本；脾行气于三阴，为五脏之本，体表营卫、体内阴阳，均靠脾胃后天的生化来补充。脾胃功能失常，导致正气衰弱，因而外邪易于侵袭，脏腑易于失调，故脾胃无论是在内伤还是外感病中均发挥着至关重要的作用。脾胃作为六经的生理基础，将脾胃病用六经辨证来诊治，其病机分析的层次更加清晰，证候规律的归类更加明确，治法更加简单，用药更加具体，故能达到辨证精准与治疗效果更佳之目的。余考在临床脾胃之呕吐等十一疾，既可为疾病之名，又可系症状之称，其或可单独而见，但更多是两个或两个以上同时出现，在此案此时或为主症，而在彼案彼时又可转变为次症。症随机转，而应用六经辨证较能适时、动态辨析之，如"腹满而吐、时腹自痛"同时出现，可辨为太阴病，此时腹满为主症，腹痛仅为次症；若腹痛上升为主症，彼时则可辨为少阴病，其病机已从太阴脾虚转为少阴阳虚，病机变主症亦变。再如"便秘"以六经辨证而论，从阳明热结到少阳阳微结，从太阴阴结到少阴纯阴结，体现出阳气由盛至弱再至衰之全进程，可见六经辨证较固定不变之脏腑辨证，更能精准地反映人体正气情况与邪气犯人深浅部位之变化，从而提升辨证水平，提高临证疗效。

第一节　太阳之脾胃

太阳主表，统一身之营卫，营卫调和，则卫外功能固密，可以抵御外邪的侵袭。一旦外邪侵入人体，太阳首当其冲，邪正交争，营卫失其调和，此即太阳病产生的主要病理机制。太阳与脾胃的关系，主要表现为太阳营卫与脾胃在生理上、病理上之间联系以及太阳病与脾胃病治法方药相互关联中。

一、太阳营卫与脾胃之生理相联

生理上，太阳居人之表，为六经之藩篱，主皮肤而统营卫。太阳营卫发挥人抵御外邪之屏障之能，主要依靠营卫，即营卫和则百病莫见。营气与卫气二者仅是清浊之不同而已，《灵枢·营卫生会》："其清者为营，浊者为卫。"《素问·痹论》："卫者，水谷之悍气也。"卫气不受脉道约束，行于脉外，具有护肌表、御外邪、泽皮毛等作用，即《灵枢·本脏》所言："卫气者，所以温分肉，充皮肤，肥腠理，司开阖者也。"
然水谷精气又系脾胃所化生，因而，脾胃与太阳所统之营卫之
气在生理上关系密切，脾胃之气足则营卫功能正常，而营卫之
气和谐，则脾胃功能才可正常。

二、太阳营卫与脾胃之病理相因

在病理上，六经之病均可导致脾胃病证的发生。太阳病出
现的脾胃病变，仲景在《伤寒论》太阳病篇中，虽无直接、明
确的表述，但临床上，太阳病外邪犯表，正气与邪气相争而趋
于表，仍可以影响在里之气，进而出现脾胃病证。

太阳病中常见脾胃病证如下：

1. 呕吐

呕吐可见于太阳病者，如《伤寒论》（以下条文，均参照
熊曼琪主编的"十一五"规划教材《伤寒论》，由中国中医药
出版社出版）第 3 条"呕逆"，其为邪犯太阳，影响胃气顺
降，使其不降反逆而致呕逆；第 12 条"鼻鸣干呕"，为太阳病
中风表虚证，系因邪犯其表、肺主皮毛、肺气不利则鼻鸣；影
响胃气而致其上逆则干呕；第 33 条"但呕者"，为表病及里，
内干肠胃，升降失常，胃气上逆而呕；第 172 条"若呕者"，
其为太阳之表邪并入少阳，少阳枢机不利，影响胃气使其上逆
则呕。故太阳病出现呕吐者多非主症，均为表病及里，或逐渐
入里，其呕吐病机关键为胃气上逆。

2. 反胃

太阳病误治损伤胃阳，水谷不运而致胃反，正如《伤寒
论》第 120 条："……朝食暮吐，以医吐之所致也。"此为平素
胃气虚弱，误用吐，复伤胃阳，阳气虚损无力运化水谷，因而
变成"朝食暮吐"之胃反。

3. 痞满

太阳病本病虽未见痞满，但过汗或误吐、下伤正，正气虚而邪气内犯，腹之气机不畅，仍可致痞满。

4. 腹痛

太阳病本无腹痛之症，其邪在太阳，但若影响在里的脾胃阳气之运行，仍可见"腹中急痛"，如《伤寒论》第100条"法当腹中急痛"；或太阳病误治正伤邪陷，邪热与水互结，亦可见有"少腹硬满而痛不可近者"。

5. 便血

太阳便血系淋家误汗而阴液得伤、内热更盛，热伤阴络，迫血妄行，所致尿血，如《伤寒论》第84条"汗出必便血"，其所言之便血，当为尿血。太阳便血自下为邪有外去之佳候，邪热随下血而外泄，其病势得减，病情欲解，故可"血自下，下者愈"。太阳便血为瘀热内结下焦之蓄血，太阳病表不解，邪热随经深入于里，热邪与瘀血互结于下焦，若邪热与瘀血相结较深，血不能自下，则成太阳蓄血证。

6. 下利

太阳病下利多属兼证、或然症。太阳阳明下利，如32条"必自下利"，为太阳阳明合病，既有太阳表证，又有阳明胃肠之下利症状，治宜表里兼顾；太阳表寒内饮或见下利，如第40条"或利"，此利为水饮内阻气机，清浊不分而同趋于下所致；太明表邪不解，热迫阳明，大肠传导失职而下利，如第34条"利遂不止"；寒热错杂，虚实夹杂，脾胃升降失司之痞利，如第157条"下利者"、158条"其人下利日数十行"；太阳表寒里虚之利下不止，如163条"遂协热而利"。

三、脾胃病从太阳辨证之治法方药

太阳病之脾胃病证，按六经辨证理论辨治，具体治法方药如下：

1. 呕吐

呕吐病见于太阳者，其为太阳伤寒之呕逆，治以麻黄汤，解表散寒，表邪祛而里气自和，故不需专治呕而呕止；太阳中风之干呕者治用桂枝汤，调和营卫，营卫和则里气亦和而干呕自止；太阳阳明合病之但呕者治用葛根加半夏汤，以葛根汤解外而加半夏以降逆止呕；太阳少阳合病而呕者治以黄芩加半夏生姜汤以降逆止呕。

2. 反胃

太阳误治损伤胃阳之胃反呕吐者，"大半夏汤主之"。

3. 痞满

太明病误治伤正而致痞满者有三：一者为太阳表证误治止伤邪陷、气机升降失司之痞满，治用半夏泻心汤辛开苦降、消痞开结；二者为兼中虚甚者，加重炙甘草以补中气，即为甘草泻心汤证；三者为兼水热互结、干呕食臭者，加生姜重其散水之功，则成生姜泻心汤证。此三证均属寒热互结痞证。

4. 腹痛

邪在太阳，影响在里之脾胃阳气运行，见"腹中急痛"者，治以小建中汤调和气血、建中止痛，则能邪从外解，而腹痛自除；太阳病误治后水热内结之结胸证，治用大陷胸汤，峻下泄热逐水破结。

太阳外邪侵犯其里，而致脾胃升降失常之腹痛证，治以黄连汤以和胃降逆、通阳行气，则逆降气通而腹痛自除。

5. 便血

太阳阳明便血为下焦瘀热互结之蓄血证，其血热瘀结，结而不甚者，治以桃核承气汤活血化瘀、通下瘀热；若血热瘀结甚者，治当以抵当汤。

6. 下利

太阳阳明下利证，治以葛根汤表里兼顾；太阳表寒内饮或见下利，治以小青龙汤加减；太阳表邪不解，热迫阳明，大肠传导失职而下利，治以葛根黄芩黄连汤；寒热错杂，虚实夹杂，脾胃升降失司之痞利，治以生姜泻心汤或甘草泻心汤；太阳表寒里虚之利下不止，治以桂枝人参汤。

第二节　阳明之脾胃

阳明属胃与大肠，阳明与脾胃二者关系主要可见阳明与胃阳土在生理上、病理上之间联系以及阳明病与脾胃病治法方药相互关联中。

一、阳明与脾胃之生理相联

生理上，阳明内属胃与大肠，为受纳、传化之腑，胃为津液之府，阳明为阳土、燥土，常赖阴津以濡润，方可和降下行，虚实更替有节，胃之性以通降为顺，喜润恶燥。

二、阳明与脾胃之病理相因

阳明居中，以灌四旁，"万物所归，无所复传"，因而，阳明病则易燥化、热化，邪热内盛，甚则伤津耗液，胃肠干燥，糟粕内结，和降失常，传导失职，腑气壅滞，成燥实内结，就其病理特性而言，仲景特称之为"胃家实"，故阳明病多热证、实证。

阳明病可常见脾胃病证如下：

1. 呕吐

呕吐见于阳明者，一为太阳表证未罢，里热内阻犯胃而致呕不能食，如第 185 条"呕不能食"；二为阳明病邪郁胃气不和，如第 230 条"不大便而呕"；三者阳明中寒，胃气上逆致呕，如第 243 条"食谷欲呕"。

2. 哕

阳明哕可见胃虚兼寒，如胃中虚冷水入作哕者，即《伤寒论》第 194 条"攻其热必哕"及《伤寒论》第 226 条"饮水则哕"，为胃阳虚寒冷邪内居，胃气不降而逆则见哕；胃虚兼热为胃虚有热上冲作哕，如《伤寒论》第 231 条"时时哕"；胃气败绝，三焦壅塞不通，气机不得通降，邪无去路，其哕为不治，如第 232 条："腹满加哕者不治。"

3. 反胃

阳明病胃虚水饮内停于胃，胃气上逆而见胃反呕吐；其水停胃中，有碍脾气运化之功，津液不能上承，故渴欲饮水，水停越多则胃反呕吐愈甚，而渴亦未能得止。

4. 胃脘痛

胃脘痛从六经辨治可分为阳明实证、太阴虚证、少阳虚实证等三大证型。大凡寒客经脉、燥热内结、肝郁气滞、痰瘀停积等各种病邪阻滞经络脉道，气血运行不畅均可致痛，古人谓之"不通则痛"，属实证，若发于胃，则为胃脘痛之阳明实证；人之脏腑经脉气血失养所致"不荣则痛"，为虚证，若发于胃，当属胃脘痛之太阴虚证；居二者之间之虚实夹杂证则多属少阳。

5. 痞满

阳明热结腹满者，真正反映出阳明病"胃家实"之腹满实证、热证之主要病理机制。

6. 腹痛

阳明属胃与大肠，腹痛证是阳明腑证的主证之一。阳明热结腑实腹痛证，如《伤寒论》第 239 条"绕脐痛"，为阳明热结在里，肠内燥结阻滞，气不下行之征。

7. 便血

阳明便血系热入血室所致，为妇人感受外邪，经水适来适断，热邪乘虚内陷，阳明里热炽盛，热入营血，扰及血室所致前阴下血；阳明蓄血证系因阳明邪热与宿有瘀血互结而成，故大便之色必黑，状若黏漆。

8. 下利

阳明病下利，属阳明燥屎内实、热结旁流者，如 256 条"必下利"；阳明下利属寒者，为寒邪犯胃，水谷清浊不分而下利，如 225 条"下利清谷者"；阳明与少阳同病而见下利者，为少阳之邪未解，阳明腑实未成之证。

9. 便秘

阳明病见便秘者为"阳结"，即阳明腑气结滞，阳气独盛，阴不足以济阳，而出现之大便不通。其中，又可细分为阳明阳结脾约证、阳明阳结腑实证。前者属阳明胃热肠燥津亏所致，以大便硬为主症；而后者为阳明腑气结滞，阳热内结，肠腑传导失司而致大便不通。

三、脾胃病从阳明辨证之治法方药

阳明病而见之脾胃病证，按六经辨证理论辨治，具体治法方药如下：

1. 呕吐

阳明中寒所致之呕治用吴茱萸汤，能温中降逆而止呕；阳明热呕吐仍从少阳论治，方选小柴胡汤以和解少阳枢机，不专治呕而呕自止。

2. 哕

仲景治哕方药仅见《金匮要略·呕吐哕下利病脉证治》中橘皮汤及橘皮竹茹汤治哕之虚证二方；而其论哕之实者治宜通利前后未见方药，笔者认为可参照仲景以五苓散通前阴，承气汤攻下后阴来选方用药。

3. 反胃

阳明胃虚水停而胃气上逆之胃反呕吐者，治以茯苓泽泻汤，辛甘化阳，促进停饮从前阴而去。

4. 胃脘痛

胃脘痛之阳明实证，治以小陷胸汤加减，辛开苦降，既消痰热之结，又开气郁之痞；胃脘痛之太阴虚证，治选小建中汤加减，温养中气，平补阴阳，调和营卫；胃脘痛之少阳虚实兼杂证，治选小柴胡汤加减，扶正祛邪，疏利少阳枢机，通达三焦，和畅气机。

5. 痞满

阳明热结腹满证，治以调胃承气汤，缓下热结、消痞除满。

6. 腹痛

阳明热结成实之证，治以大承气汤，通下实热、通积除滞，其为除燥屎、愈腹痛之峻剂。

7. 便血

肝藏血，血室隶属于肝脉，期门为肝经之募穴，血分热盛肝亦为实，故仲景在《伤寒论》中治以"刺期门，随其实而泻之"，则能"濈然汗出则愈"；阳明蓄血证，仲景提出"宜抵当汤下之"。

8. 下利

阳明下利热结旁流者，治宜大承气汤，通因通用攻下热结；阳明下利属寒者，治以理中汤温中散寒；阳明与少阳同病而见下利者，治以小柴胡汤和解少阳。

9. 便秘

阳明腑实热结证治以承气汤泄下热结；而阳明脾约证治以脾约麻子仁丸清热润肠通便。

第三节　少阳之脾胃

少阳属胆与三焦，少阳与脾胃的关系，主要表现在少阳枢机与脾胃在生理、病理之间的联系以及少阳病与脾胃病治法方药的相互关联中。

一、少阳与脾胃之生理相联

生理上，少阳内属胆与三焦，而以胆为主，其脉循于胸胁，内寄相火，主枢机，位于半表半里。脾胃为化生气血之源，少阳内寄之少火仍须脾胃所生之气血支助。而胆气主降，胆气降则有助胃气下行。故少阳与脾胃生理上关系密切。

二、少阳与脾胃之病理相因

少阳病发生之病因病机，仲景称之为："血弱气尽，腠理开，邪气因入，与正气相搏，结于胁下。"可见血弱气尽，正气虚弱，卫外不固是发病关键。脾胃为后天之本，气血化生之源，脾胃虚弱则气血不足，气血不足则营卫亦弱，营卫弱则腠理开，而腠理开则邪气入，从而导致少阳病，故少阳病的产生与脾胃生化气血功能失常紧密相关。少阳病其常见脾胃病证如下：

1. 呕吐

呕见于少阳，一者以呕与不呕为有无少阳证之标志，如第61条"不呕"知病不在少阳，再如第270条"其人反能食而不呕"，能食不呕可知胃气尚和，故为邪不内传，三阴不受邪；二者如第266条"干呕不能食"为从太阳转属少阳之呕；三者从第96条"心烦喜呕"及第103条"呕不止"，可知少阳之呕特征为呕剧次频。

2. 胃脘痛

胃脘痛见于少阳病者，为少阳虚实夹杂证，因正虚邪犯、邪正相争，气机不畅所致胃脘痛。

3. 痞满

少阳病篇虽未提及腹满，但柴胡类汤证皆有论述胁下痞硬等症。如第99条"胁下满"，为少阳胁下满证，因邪结少阳，枢机不利而致。如第103条"心下急"，第165条"心中痞硬"，证属少阳阳明心下痞满证，为邪气留积于少阳半表半里及阳明里，气机被阻而致心下急或心中痞硬。

4. 腹痛

少阳病篇虽未提及腹痛，但小柴胡汤证中之或然证有论及腹中痛。然少阳主枢，若少阳枢机不利，经气不畅，进而影响脾胃功能，其中肝木乘脾，则发为腹痛；少阳兼阳明，亦可因阳明里实，腑气不通，而出现腹痛。

5. 下利

少阳兼太阳之表下利，如172条"自下利者"；少阳兼阳明之里下利，如256条"必下利"；少阳之邪未解，阳明腑实未成之下利证，如229条"大便溏"、165条"呕吐而下利者"。

6. 便秘

少阳病见便秘为少阳阳微结，为阳气郁伏于少阳半表半里，热结尚浅。

三、脾胃病从少阳辨证之治法方药

少阳病之脾胃病证，按六经辨证理论辨治，具体治法方药为：

1. 呕吐

少阳之呕吐方选小柴胡汤和解少阳，是方寒热并用，攻补兼施，能疏三焦气机，调达上下升降，宣通内外，有运行气血之功，为和法之代表方剂。少阳兼阳明之呕不止者，为邪气留积于里不去，胃气不降反升所致，方选大柴胡汤，和解少阳兼清里热，为少阳兼阳明双解之剂。

2. 胃脘痛

胃脘痛属少阳虚实夹杂证，治以小柴胡汤，是方能扶正祛邪，疏利少阳枢机，通达三焦，和畅气机。

3. 痞满

少阳痞满证治用小柴胡汤，和解少阳，少阳枢机得利，则胁下满得除；少阳兼阳明里证，治用大柴胡汤，宣通气机，兼散结滞，则心下急或心中痞硬能除。

4. 腹痛

少阳邪犯脾络不和腹痛证，治以小柴胡汤并按方后"若腹中痛者，去黄芩，加芍药三两"为用，是方用之可达泻肝利胆，和脾络而止痛之功效。

5. 下利

少阳兼太阳之表下利，治以黄芩汤；少阳兼阳明之里下利，治与小柴胡汤；少阳之邪未解，阳明腑实未成之下利证，治以大柴胡汤。

6. 便秘

少阳阳微结者因邪热结尚轻，故只需以小柴胡汤和解少阳枢机之郁结，则便秘可自通。

第四节　太阴之脾胃

太阴属脾，二者关系，主要表现在太阴与脾阴土在生理上、病理上之间的联系以及太阴病与脾胃病治法方药的相互关联中。

一、太阴与脾胃之生理相联

生理上，太阴属脾，为阴土，脾主运化，喜燥恶湿，以升为健，与阳明胃相表里，为三阴之表，所以邪犯三阴，必首先侵犯太阴。故而太阴脾气之强弱对邪是否内传少阴、厥阴至关重要。

二、太阴与脾胃之病理相因

太阴脾气素虚之人，邪气易直中太阴，易从寒化、湿化，脾阳虚弱，寒湿内盛，升运失职，升降失常，多属里虚寒证，太阴与阳明相表里，故在其病理特点上有"虚则太阴，实则阳明"之说。太阴病其可常见脾胃病证如下：

1. 呕吐

呕吐于太阴病属常见之症，故仲景在太阴病提纲即提及如第 273 条："太阴之为病，腹满而吐，食不下，自利益甚，时腹自痛。若下之，必胸下结硬。"太阴之病脾虚湿盛之证，寒犯中焦，胃气上逆则呕吐。

2. 哕

呃声低弱而不接续，面白肢冷，精神衰疲，不欲饮食，舌淡嫩苔白，脉沉细无力者，则为太阴胃气虚败之哕。

3. 胃脘痛

胃脘痛属太阴虚证者，为太阴脾虚脏寒、胃络失其荣养而致胃脘痛。

4. 痞满

太阴属脾而主大腹，太阴之病腹满证为多见，故其提纲证第一症即是腹满，如第 273 条："太阴之为病，腹满而吐。"此为太阴脏寒腹满证，因太阴"脏寒"，脾阳不运，寒湿内阻，而见腹胀满。而太阳误下转属太阴时亦可见腹满时痛，如第 279 条："本太阳病，医反下之，因尔腹满时痛者，属太阴也。"

5. 腹痛

大腹属于太阴，故腹痛为太阴病常见之症，太阴脏寒气机不通之腹痛证，正如其提纲证《伤寒论》第 273 条"时腹自痛"，太阴病为其脏寒即脾虚阳盛，脾之运化功能失司，寒湿下注气机不畅，则可见时腹自痛；太阳误下后转属太阴者，为邪陷于里，病属太阴，邪陷脾络不和而见腹满痛，如《伤寒论》第 279 条："因尔腹满痛者。"

6. 下利

六经中所有提纲，仅太阴病提纲可见"下利"，即 273 条"自利益甚"。多因太阴脾胃虚寒，寒湿阻滞困脾，脾胃受纳运化失司，故寒湿下注而利。

7. 便秘

"阴结"便秘，系病在太阴，为寒证、虚证，为太阴脏寒、阴寒凝结传导失常而致大便反硬。

三、脾胃病从太阴辨证之治法方药

太阴病之脾胃病证，按六经辨证理论辨治，具体治法方药如下：

1. 呕吐

太阴之呕因脾虚寒湿中阻而胃气上逆而致，治用理中、四逆汤之类温补脾胃而呕止，如第 277 条："……以其脏有寒故也，当温之，宜服四逆辈。"故太阴之呕治重在温补中焦脾胃之气，脾健则运化如常，而胃气自顺，呕吐自愈。

2. 哕

太阴胃气虚败之哕，治以理中汤合四逆汤，温阳益胃，降逆止呃。

3. 胃脘痛

太阴脾虚脏寒之证，治以小建中汤，温中健脾，调和气血。若兼寒者，可加用理中汤，尤其重用干姜以温中散寒。

4. 痞满

太阴病腹满者，治宜选"四逆辈"温中散寒，中补寒散则气机得通而腹满消除。而太阳病误下，邪陷于里，脾气不和之腹满时痛者，治选桂枝加芍药汤调表里、和脾气，则腹满时痛可除；若下后大实痛，为肠胃腐秽积滞而致，则需桂枝加大黄汤除邪以止痛。

5. 腹痛

太阴脏寒气机不通之腹痛证，治如第277条："以其脏有寒故也，当温之，宜服四逆辈。"太阳病误下后可见腹满痛证，治以桂枝加芍药汤调和阴阳、和解气机则腹痛得除；若腐秽积滞于肠胃不去者，其痛则属实，故以桂枝加大黄汤除邪实而止腹痛。

6. 下利

太阴脾胃虚寒，脾胃受纳运化失司，故寒湿下注而利，治宜温中散寒，方如理中汤；甚则温阳祛寒，方用四逆汤。

7. 便秘

太阴阴结，治以理中丸合枳术丸温补脾胃、行气通下。

第五节　少阴之脾胃

少阴属心与肾，少阴与心肾之关系，主要表现在少阴与心火、肾水在生理上、病理上之间的联系以及少阴病与脾胃病治法方药的相互关联中。

一、少阴与脾胃之生理相联

生理上，少阴内属心、肾。心属火藏神，心主血脉，为君主之官，脾胃之气旺盛，其纳磨运化正常，血之来源充足，心血也随之盈满，而要使血于脉道中正常运行不致溢出脉外，更须脾气的统摄；肾属水藏精，内涵元阴元阳，为人身先天之本，脾胃健旺，水谷精微充足，不断滋养于肾，则肾中精气充盈。心阳、肾阳之充实壮大，元气之充足，皆有赖于后天水谷之供养，须脾胃之气为其保障。

然心属火为母，脾胃属土为子，火能生土，即脾胃纳运功能，亦有赖于心阳的温煦；脾胃纳运功能还须借助肾阳温煦，才能运化健旺。

故而，少阴与脾胃相关联，二者相互依存，关系密切。

二、少阴与脾胃之病理相因

病理上，邪中少阴者，损及心肾，心肾阳虚，水火失济，表现为全身性虚衰。临床虽多见肾阳不足所致，为少阴寒化之证，但肾阳之虚弱，常因脾虚而及肾所致；少阴热化证则多因心血、肾精不足所致，但也与脾胃气血化源亏虚，不能养心滋肾关系密切。少阴之病，可常见脾胃病证如下：

1. 呕吐

少阴病呕吐有寒热之分，其属寒居多。一者阳虚寒邪之上逆所致，如第282条"欲吐不吐"，为少阴病阴盛于下，阳扰于上，正虚邪僭，水火不济而致心烦欲吐不吐。又如第300条"自欲吐"，则为阳气外亡、阴邪上逆所致欲吐而非有物真吐。二者少阴病之呕多为"干呕"，如第315条"干呕烦者"及第317条"或干呕"，前者，干呕为阳无所附欲上脱；后者，干呕属阴盛格阳之证寒气上逆而致，二者之呕，多为有声无物。三者少阴病呕吐常与下利并见，如第292条、第296条、第309条均可见"吐利"。四者少阴病之呕属热者，可见于阴虚水热互结，如第319条"咳而呕渴"。五者阳虚水停，如第316条"或呕者"。

2. 痞满

少阴热化水亏，或因外邪化热灼伤津液，复传阳明，腑气不通，皆可见腹胀满，如322条所言"腹胀满不大便者"。少阴病腹胀满，常与不大便同时出现，多为阴病传阳，而成阳明腑实证，故少阴病腹胀满者，其辨治均可参照阳明热结腹满证。

3. 腹痛

少阴寒凝腹痛证，如第307条"腹痛"，为少阴病阴寒之邪内入，寒凝气机而致；少阴阳虚水停腹痛证，如316条"腹痛"，此为腹痛为阴寒内盛，气机不畅所致；少阴寒盛于里腹痛证，如第317条"或腹痛"，此处腹痛仅为或然症，亦属阴寒内盛气机不通所致；少阴阳郁腹痛证，如第318条"或腹中痛"，为阳气郁滞，气机不畅而致。

4. 便血

少阴病持续日长，阳热来复，病由阴转阳，可由少阴之脏转出太阳之腑，病性由寒转热，其邪热可由少阴之里转为太阳之表，可见因邪热内移膀胱，损伤血络所致之便血，亦可由脾肾阳虚寒郁于肠，脉络受损而致便脓血。

5. 下利

少阴阳虚下利证；少阴阴虚下利证，可因误用火劫强责少阴汗出而致津液内伤。

6. 便秘

"纯阴结"为病结少阴，属虚寒之证，系太阴病"阴结"进一步发展而成。

三、脾胃病从少阴辨证之治法方药

少阴病之脾胃病证，按六经辨证理论辨治，具体治法方药如下：

1. 呕吐

少阴阳虚寒阳脱之干呕，方以白通加猪胆汁汤或通脉四逆汤回阳固脱而止呕。阳虚水泛或呕者用真武汤温阳行水而止呕。少阴水热互结之呕，用猪苓汤滋阴清热利水而止呕。

2. 痞满

少阴腹满，因其多为阴病传阳，故其治当以大承气汤急下存阴。

3. 腹痛

少阴寒凝腹痛证，治以桃花汤温中散寒，涩滑固脱；少阴阳虚水停腹痛证，治以真武汤温阳利水，阳温水去，则腹痛自除；少阴寒盛于里腹痛证，治以通脉四逆汤去葱白加芍药二两，是方能阳温寒驱气机得通则腹痛自除；少阴阳郁腹痛证，治以四逆散加附子，是方因腹中痛则加用附子重在温阳通经以止痛。

4. 便血

少阴病阳虚寒凝血腐，下利便脓血，证属虚寒，仲景提出"桃花汤主之"，治以其方以温阳固涩而使下利脓血得止。

5. 下利

少阴阳虚下利里证，治宜温阳祛寒，轻者可用四逆汤，重者宜用白通汤、通脉四逆汤急回外越之阳；少阴阴虚下利证，治以猪肤汤或猪苓汤；阴虚下利便脓血证，每多寒热夹杂，故宜用桃花汤涩肠固脱。下焦滑脱不禁证，不论阳虚下利或阴虚下利，可用赤石脂禹余粮汤涩肠止利。

6. 便秘

少阴纯阴结，治以四逆汤加减急温其阳，散其阴寒内结，不攻其便而便自通。

第六节　厥阴之脾胃

厥阴属肝与心包，厥阴与脾胃关系，主要表现在厥阴肝木与脾胃在生理上、病理上之间的联系以及厥阴病与脾胃病治法方药的相互关联中。

一、厥阴与脾胃之生理相联

生理上，厥阴内属肝与心包，以肝为主。肝为风木之脏，内寄相火，主疏泄，喜条达，肝所藏之血，赖于脾胃资生，脾胃健旺，水谷精微不断化生，营血充足，肝藏血才能盈满。

而脾胃之升降纳运，又须肝气之疏泄，才能使脾胃升降适度，纳运健旺，脾与胃、肝与胆均为表里关系，肝气主升，能助脾气升清，胆气主降，亦能助胃气下行。因而，厥阴与脾胃生理上关系密切。

二、厥阴与脾胃之病理相因

厥阴病为邪犯厥阴肝经所致，但其病理变化多涉及脾胃。邪入厥阴，肝火内盛，乘脾犯胃，疏泄失职，更会影响脾胃纳运，而脾胃主运纳，为人体气机枢纽，心肺之阳降，肝肾之阴升，全靠脾胃之升降；中气转运，脾升胃降了，则阴阳顺接，若中气不运，胃逆脾陷，则阴阳不相顺接，而致厥阴病。

从上，脾胃虚弱则易招致三阴受邪，故三阴受邪亦可由脾胃亏虚而始、而发展。因而，邪入深浅与脾胃虚弱程度关系密切。

厥阴病其可常见脾胃之病证如下：

1. 呕吐

厥阴病呕吐，一见厥阴病属寒热错杂之吐蛔证，如提纲第326条"食则吐蛔"，其食则吐蛔，因于下寒，胃肠虚寒，得食则蛔闻食臭而上出。二为阴寒格阳拒食不纳而吐，如第359条"若食入口即吐"。三见厥阴病浊阴上逆作呕，如第378条"干呕"。四见厥阴转少阳之呕，为脏邪还腑，自阴出阳，如第379条"呕而发热者"。

2. 痞满

厥阴腹满者多因邪实内结气机不畅而致，如第381条"伤寒哕而腹满"，是证以呃逆为标，而腹满为本，呃逆系因腹满之下焦不通利而作，或因水湿阻滞膀胱气化不利，气逆上冲于胃；或为实热内结肠道，腑气不通，胃气上逆而致。

3. 腹痛

厥阴冷结下焦腹满证，如《伤寒论》第340条"小腹满"，此为厥阴阳虚，寒邪聚结在膀胱关元，阻碍下焦气化，见有小腹满。

4. 便血

厥阴阳复太过便脓血，以厥阴内寄相火，阳气来复，阴邪消退，则发热，若发热持续不已，则为阳复太过，病情向热证转化，而致便脓血；厥阴热盛阴虚之便脓血者，阳热盛而阴血虚，势必热灼营血，血络灼伤，化腐成脓，故见"必圊脓血"。

5. 下利

厥阴下利有寒热之分，寒厥下利者，如370条"下利清谷"；热厥下利者，如371条"热利下重者"；寒热错杂下利，其病机属上热下寒，如 338 条 "……又主久利" 及 357 条 "泄利不止"。

三、脾胃病从厥阴辨证之治法方药

厥阴病之脾胃病证，按六经辨证理论辨治，具体治法方药如下：

1. 呕吐

属寒热格拒而致之厥阴呕吐，方选干姜黄芩黄连人参汤，治之而阴阳升降之机复常，寒热格拒自愈、呕自止；属上热下寒之吐蛔证治以温下清上、寒热并用、攻补兼施之乌梅丸；为肝胃寒邪夹浊阴之气上逆而呕方选吴茱萸汤温中降逆止呕；厥阴转少阳而呕者从少阳论治，方用小柴胡汤和解少阳而止呕。

2. 痞满

厥阴腹满者多为邪实内结，下焦气机不畅而致，若属膀胱气化不利而见前阴不利，可按太阳膀胱蓄水证治疗，治以攻利，当利其小便、逐水邪；若为肠道热结，腑气不通，则后阴不通，可循阳明热结证治之，则宜通大便，泻实热。水去、便通，则气机通利而腹满自愈。

3. 腹痛

厥阴冷结下焦腹满证，治当如尤在泾所言："必以辛甘温药，如四逆、白通之属，以救阳气而驱阴邪也。"

4. 便血

厥阴阳热盛而阴血虚而见便血者，治当用清营凉血和络之柏叶阿胶汤。

5. 下利

厥阴寒利者，治以通脉四逆汤回阳救逆；厥阴热利下重，治以白头翁汤清热止利；厥阴寒热利，属上热下寒之证，或治以乌梅丸清上温下，或治以麻黄升麻汤。

综上，六经与脾胃二者紧密相联，在生理上相互依存，而六经病与脾胃病在病理上相互影响，故脾胃病应用六经辨证，在理论上可行，在临证实践中可以执简驭繁，提高疗效，便以推广使用。

下篇
·
各论

脾胃诸疾常见有呕吐、吐酸、呃逆、嗳气、反胃、下利、便血、痞满、胃脘痛、腹痛、便秘等十一种，均可以六经辨治，现对其从机理探微、治法方药研究到临床应用与病案举隅等方面，详论之。

第一章 呕 吐

呕吐是指胃失和降，气逆于上，迫使胃中之物从口中吐出的一种病症。凡外感诸邪、或内伤诸因有损于胃者，均可见呕吐之症。而呕吐从六经辨证立论，三阳三阴均可见有其症，皆可从其治。

第一节 《伤寒论》呕吐机理探微

在《伤寒论》中论及呕吐有"呕""呕吐""干呕""吐"等名称，涉及条文 79 条，遍及所有三阳三阴各病篇。

一、太阳病之呕吐

1. 太阳次症呕吐

太阳病之呕吐，作为次要症状而见于太阳病"伤寒""中风"，如第 3 条："太阳病，或已发热，或未发热，必恶寒，体痛，呕逆，脉阴阳俱紧者，名为伤寒。"以及第 12 条："太阳中风……鼻鸣干呕者，桂枝汤主之。"此二者均系邪中太阳之表，太阳经气不利，若影响胃气之和顺，使其气上逆则可见呕。

2. 太阳合病呕吐

太阳之病未解向里发展，若同见阳明之证则成太阳阳明合病，其见呕者，如第 33 条："太阳与阳明合病，不下利，但

下篇 各论 | 第一章 呕吐

呕者，葛根加半夏汤主之。"是因里气为表病所伤，胃气上逆而致呕。若太阳与少阳证同见则为太阳与少阳合病，亦可见之呕，如第172条："太阳与少阳合病，自下利者，与黄芩汤；若呕者，黄芩加半夏生姜汤主之。"其为太阳之表邪并入少阳，邪犯肠则下利，而邪在上胃气上逆则呕。

故太阳之呕，因太阳属表，表证初起可见之呕，为表邪内干于胃，胃气上逆所致，而非主症；进而，太阳表邪向内侵犯阳明则成太阳阳明合病，伤及少阳则为太阳少阳合病，此时，二者之呕已升至主症，然其胃气上逆则更加显现。

二、阳明病之呕吐

1. 阳明病表寒里热呕吐

阳明之呕吐，由太阳转属阳明之呕，如第185条："……伤寒发热无汗，呕不能食，而反汗出濈濈然者，是转属阳明也。"为太阳表证未罢，而里热阻于胃则呕不能食。

2. 阳明病少阳邪郁呕吐

为阳明病邪郁少阳致胃气不和者，如第230条："阳明病，胁下硬满，不大便而呕，舌上白胎者，可与小柴胡汤。"

3. 阳明病胃中虚寒呕吐

阳明本病致呕者，多属虚寒之证，如第194条："阳明病，不能食，攻其热必哕，所以然者，胃中虚冷故也；以其人本虚，攻其热必哕。"及第226条："若胃中虚冷，不能食者，饮水则哕。"胃阳虚寒邪窃据则胃中虚冷，胃气不降则上逆而哕作，哕者，嗳气是也。再如第243条："食谷欲呕，属阳明也，吴茱萸汤主之。"亦属阳明中寒，胃气上逆而呕。

阳明之呕，因阳明属里，其病性一般认为多为热证、实证，然阳明之呕，除从太阳转属或邪郁少阳外，仲景却以阳明中寒所致为常，以胃中虚冷为其病机，突显仲景"保胃气"之思想，当值临证者深思。

三、少阳病之呕吐

1. 呕吐为少阳证之标志

呕吐之病位在于胃，为胃气上逆而致，本应以阳明病中多见，但《伤寒论》中却将少阳之呕列为常见，且仲景还特将"颇欲吐""不呕"分别作为太阳表证传与不传以及是否属少阳证之标志，如第 4 条："伤寒一日，太阳受之，脉若静者，为不传；颇欲吐，若躁烦，脉数急者，为传也。"以及第 61 条："下之后，复发汗，昼日烦躁不得眠，夜而安静，不呕，不渴，无表证，脉沉微，身无大热者，干姜附子汤主之。"其见"不呕"者知病不在少阳。再如第 270 条："伤寒三日，三阳为尽，三阴当受邪，其人反能食而不呕，此为三阴不受邪也。"能食不呕可知胃气尚和，故邪不内传而三阴不受邪。

2. 少阳呕吐从太阳转属

其呕可从太阳转属，如第 266 条："本太阳病，不解，转入少阳者，胁下硬满，干呕不能食……与小柴胡汤。"此言表邪向内传途中，处半在表半在里之少阳，其呕因少阳枢机不利，升降失司所致。

3. 少阳病呕吐特征

少阳病呕吐其特征为呕剧、次频，从将第 96 条"伤寒五六日……心烦喜呕……小柴胡汤主之"之"喜呕"列为治少阳病主方小柴胡汤之主证之一以及第 103 条"……呕不止，心下急……与大柴胡汤下之则愈"之"呕不止"为少阳兼里实之大柴胡汤主证之一，即可见端倪，邪热郁阻胸中，气机不宣，影响于胃，胃逆则呕，胆病及胃是为其病机，此等正点出仲景良苦用心——呕吐较频或不止者常属少阳病。

故少阳之呕，从"不呕""喜呕"到"脏腑相连""邪高痛下"等字眼不仅点出呕为少阳病的标志，呕之剧、之频当属少阳，而且还详析了胆胃相关联之病理机理，虽六经皆有呕，然从因从症到论到治俱全者，独见于少阳，故可看出仲景论呕倚重少阳之真谛矣。

四、太阴病之呕吐

太阴病呕吐属其常见之证，故仲景在太阴病提纲即提及呕吐，如第 273 条："太阴之为病，腹满而吐，食不下，自利益甚，时腹自痛。若下之，必胸下结硬。"太阴之病多为脾虚湿盛之证，寒犯中焦，胃气上逆则吐。

故太阴之呕，以脾虚不运为特征，常与腹满、食不下等症并见，其阳虚程度较浅，而有别于少阴呕吐。

五、少阴病之呕吐

少阴病呕吐虽有寒热之分，而以属寒者居多。

1. 少阴病阳虚阴盛呕吐

少阴阳虚阴盛而致阴寒之邪上逆则见呕吐者，如第 282 条："少阴病，欲吐不吐，心烦，但欲寐，五六日自利而渴者，属少阴也……"此少阴病阴盛于下，阳扰于上，正虚邪僭，水火不济而致心烦欲吐不吐。又如第 300 条："少阴病，脉微细沉，但欲卧，汗出不烦，自欲吐……"此为阳气外亡而阴邪上逆所致欲吐而非有物真吐。

少阴病阳虚阴盛之呕，多"干呕"，如第 315 条："少阴病……干呕烦者，白通加猪胆汁汤主之。"及第 317 条："少阴病……或干呕……通脉四逆汤主之。"前者，干呕为阳无所附，欲上脱；后者，干呕属阴盛格阳之证寒气上逆而致，二者之呕，多为有声无物。

少阴病阳虚呕吐，常与下利并见，如第 292 条："少阴病，吐利，手足不逆冷，反发热者，不死。"为少阴阳复可治之证；而第296条："少阴病，吐利，躁烦四逆者，死。"却为少阴阴寒独盛虚阳欲脱之极危候，此一"不死"、一"死"可资鉴别。再者第309条："少阴病，吐利，手足逆冷，烦躁欲死者，吴茱萸汤主之。"其与上第296条文字相似但病情却有天壤之别，是证之呕为寒邪犯胃，胃气上逆所致，而非真阳欲绝可比。

2. 少阴病阴虚内热呕吐

少阴病之呕属热者，可见于阴虚水热互结，如第319条："少阴病，下利六七日，咳而呕渴，心烦不得眠者，猪苓汤主之。"为水热互结在里，犯胃则呕。

少阴病呕吐因水而呕，有阳虚水停与阴虚水热互结之不同，如第316条："少阴病……或呕者，真武汤主之。"其呕为阳虚不能化气，水饮变动不居上犯于胃所致，其与上第319条相比，二者之呕同为因水所犯，却有寒热之不同，故少阴属水火两极之性已显。

故少阴之呕，属寒者多见，常为阳虚重，甚则阳虚欲脱，阴寒内盛之证，其呕常为"干呕"或"欲呕不呕"之有声无物。属热者为阴虚水热互结之证。

六、厥阴病之呕吐

厥阴病呕吐多为寒热错杂之证，而在厥阴病转出少阳时，亦可见有呕吐。

1. 厥阴病寒热错杂呕吐

厥阴病寒热错杂呕吐可见于厥阴吐蛔证，如提纲第326条："厥阴之为病，消渴，气上撞心，心中疼热，饥而不欲食，食则吐蛔，下之，利不止。"其食则吐蛔，因于下寒，胃肠虚寒，得食则蛔闻食臭而上出。

2. 厥阴病寒格呕吐

厥阴病寒格之呕，如第 359 条："伤寒本自寒下，医复吐下之，寒格，更逆吐下，若食入口即吐，干姜黄芩黄连人参汤主之。"为阴寒格阳拒食不纳而吐。

3. 厥阴病肝胃虚寒呕吐

厥阴病肝胃虚寒呕吐者可见于厥阴病浊阴上逆作呕，如第 378 条："干呕，吐涎沫，头痛者，吴茱萸汤主之。"其呕吐为肝胃寒邪夹浊阴之气上逆所致。

4. 厥阴病转出少阳呕吐

厥阴病转出少阳之呕，如第 379 条："呕而发热者，小柴胡汤主之。"为脏邪还腑，自阴出阳，厥阴转少阳之证。三见四见，二者一阴一阳，一寒一热，相比之意，明矣。

故厥阴之呕，多属寒热错杂之性，其有上热下寒、阴寒格阳、肝寒夹阴上逆、厥阴转少阳而吐之分。

七、水饮之呕吐

由水而作呕者较多见，可见于六经各病，现特单列而详细论述之。

1. 表不解心下水气呕吐

表邪不解心下有水气而见呕吐者，如第 40 条："伤寒表不解，心下有水气，干呕，发热而咳……小青龙汤主之。"心下为胃所居，其有水气，则胃气因而上逆而致干呕。而心下水气偏里之呕者，如第 316 条："少阴病……或呕者，真武汤主之。"其呕为阳虚不能化气，水饮变动不居，上犯于胃所致。若水饮较甚者则为水逆，如第 74 条："中风发热，六七日不解而烦，有表里证，渴欲饮水，水入则吐者，名曰水逆，五苓散主之。"此为饮水过多，不能下行，饮入则格拒而致，水入则吐而为水逆之证。

2. 水饮停聚胸胁呕吐

水饮停聚胸胁而呕者，如第 152 条："太阳中风，下利呕逆……干呕短气，汗出不恶寒者，此表解里未和也，十枣汤主之。"此水停于胸胁，阳气升降之道受阻，胃气上逆则呕。

3. 痰饮内停心下呕吐

痰饮内聚于心下而呕者，如第 161 条："伤寒发汗，若吐，若下，解后，心下痞硬，噫气不除者，旋覆代赭汤主之。"此伤寒汗下吐后表虽解而中阳气已虚，痰饮内聚而致胃气上逆，则噫气不除。

以上，六经病中均可见水饮呕吐，其皆因水而呕，水可居处于胸胁、心下之等所，水阻气机不利，升降失司是其发病之共同机理。

第二节　呕吐治法方药析要

六经病皆有呕吐，观其脉证各有不同，故能知犯何逆，随证治之。

一、太阳呕吐解表和胃以止呕

1. 太阳之呕初期

外邪初犯太阳影响胃气顺行，胃气上逆而致，其属太阳中风表虚证者，治以桂枝汤调和营卫，方中除桂、芍调营卫外，还有生姜温胃止呕，故能表解里自和，而呕逆得止。伤寒表实之呕则可用麻黄汤治之，发汗解表，表解里气自和而呕止。

2. 太阳合病呕吐

表邪再进一层，若与阳明合病而呕者，以葛根加半夏汤治之，方中以葛根汤以解其表，加半夏降逆而止呕。若与少阳合病而呕则用黄芩加半夏生姜汤治之，方中黄芩汤清在里之热，再加半夏、生姜以和胃止呕。

故治太阳在表之呕，宜分表虚、表实，重在解表，表解里自和而呕止，非专治其呕；太阳合病呕吐之治，则需分清所合之病不同而以表里同治。

二、阳明呕吐寒者温中和胃、热者从少阳论治

1. 阳明寒呕

阳明之呕属阳明中寒所致者，治用吴茱萸汤，方中吴茱萸温中散寒、降逆下气，生姜散寒止呕，参、枣补虚和中，故能温中降逆而止呕。

2. 阳明热呕

阳明呕吐属热者为热结于胸胁，尚未成结于腹，只能从少阳论治，方选小柴胡汤，却不可轻率攻之，正如第204条"伤寒呕多，虽有阳明证，不可攻之"是之谓。

故阳明呕吐之治，中寒者宜温中降逆而止呕；属热者常因其热结在胸胁，而不在腹，仍需从少阳而治，不可轻率攻之。

三、少阳呕吐清胆和胃以止呕

少阳之病因"血弱气尽，腠理开，邪气因入，与正气相搏，结于胁下"而致，其呕为"脏腑相连，其痛必下，邪高痛下，故使呕也"，方选小柴胡汤和解少阳，方中柴胡疏少阳之郁，黄芩清少阳胆热，姜、夏调理胃气以止呕，参、枣、草益气和中，是方寒热并用，攻补兼施，能疏三焦气机，调达上下升降，宣通内外，运行气血，为和法之代表方剂。若少阳兼阳明之呕不止者，为邪气留积于里不去，胃气不降反升所致，方选大柴胡汤和解少阳兼清里热，方中用小柴胡汤和解少阳，去参、草是恐其缓中留邪，加枳实、大黄、芍药涤除热滞，热清滞除而呕止，为少阳兼阳明双解之剂。

故少阳之呕，因其病位在胸胁心下，为胆热犯胃所致，治其不可用汗吐下法，仅宜用和法治之，清胆和胃而呕自止。

四、太阴呕吐健脾和胃以止呕

太阴之呕因脾虚寒湿中阻而胃气上逆而致，即如第277条："……以其藏有寒故也，当温之，宜服四逆辈。"故治用理中、四逆汤类方温补脾胃而呕止。

故太阴之呕治，重在温补中焦脾胃之气，脾健则运化如常，而胃气自顺，呕吐自愈。

五、少阴呕吐阳脱者回阳，阴虚热结者清热滋阴

1. 少阴阳虚寒呕

少阴阳虚寒呕者，若阳脱之干呕，方以白通加猪胆汁汤或通脉四逆汤回阳固脱而止呕；若阳虚水泛或见呕者，用真武汤温阳行水而止呕。

2. 少阴阴虚热呕

少阴阴虚水热互结之呕，用猪苓汤滋阴清热利水而止呕。

治少阴之呕，其属寒呕者，若下焦阳虚较重甚者阳脱，治以回阳固脱为急，阳回脱固，不治呕而呕自止；若阳虚水泛者重在温阳化气，气化水亦行而呕吐止；其属热呕者，为阴虚水热互结之呕，则当清热与滋阴并用，热清水结除而呕自止。

六、厥阴呕吐温清和胃以止呕

1. 厥阴寒热格拒呕吐

厥阴呕吐属寒热格拒而致者，方选干姜黄芩黄连人参汤，方中芩、连泄热于上而除吐逆，干姜温中助阳则利止，参以补胃气，而使阴阳升降之机复常，而寒热格拒自愈、呕自止。

2. 厥阴寒热错杂呕吐

属上热下寒之吐蛔证，治以温下清上、寒热并用、攻补兼施之乌梅丸。

3. 厥阴肝胃虚寒呕吐

为肝胃寒邪夹浊阴之气上逆而呕者，方选吴茱萸汤温中降逆止呕。

4. 厥阴病转出少阳呕吐

厥阴转少阳而呕者从少阳论治，方用小柴胡汤和解少阳而止呕。

故厥阴呕吐之治，因其性多属寒热错杂，常以温清并用、攻补兼施治之。

七、水饮呕吐因势利导、邪去呕止

水饮呕吐，若表不解心下有水气之干呕者，治以小青龙汤解表化饮而呕止；若阳虚水泛或见呕者，治以温阳化气行水，方选真武汤加生姜；若水入则吐者之水逆者，以五苓散淡渗利水而止呕；若水饮停聚胸胁之呕，方用十枣汤峻逐水饮，饮除气机得畅而呕自止；若痰饮内聚噫气不除之呕，用旋覆代赭汤涤饮降逆而止呕。

故水饮呕吐，皆因水阻气机不利，升降失司而致，治之关键当据"水"居之位不同，而以因势利导之法，其偏在上者，吐之；其偏在下者，渗之；其偏在外者，汗之。如此，则水饮除而呕吐止。

以上所论，将《伤寒论》有关呕吐病证治条文，进行分析归纳，初步整理所得仲景之呕吐病证治规律——六经皆有呕吐之症，应随证治之，其中又以少阳之呕较为常见。治呕倚重少阳，可谓仲景治呕之真谛。

第三节　六经呕吐证治应用

呕吐者，无论其病性如何寒热错杂、正气虚实兼杂，皆可从六经辨证入手，余将其分为太阳阳明合病证、少阳郁热证、阳明厥阴虚寒证、太阴少阴寒证、少阴阴虚内热证、厥阴寒热错杂证六大证型，并以相应经方治之，可谓能执简驭繁。

一、太阳阳明合病呕吐

症状：呕吐，伴恶寒，不热，身痛，无汗，口干，喜热饮，胃脘痛，大便溏，尿淡黄，舌淡红，苔腻微白，脉浮紧。

治法：解表和胃，降逆止呕。

方药：葛根加半夏汤。

组成：葛根 20g，麻黄 15g，生姜 10g，桂枝 10g，炙甘草 10g，生白芍 10g，红枣 10g，半夏 20g。

方中葛根升津液，舒筋脉。桂枝解肌发表，散风寒，加麻黄增强发汗解表之功。芍药敛营，桂、芍相合，一治卫强，一治营弱，合则调和营卫。生姜辛温，既助桂枝解肌，又能暖胃止呕。大枣甘平，既能益气补中，又能滋脾生津。姜、枣相合，还可以升腾脾胃生发之气而调和营卫。炙甘草之用有二：一为佐药，益气和中，合桂枝以解肌，合芍药以益阴；一为使药，调和诸药。最后加之半夏，以降逆止呕，全方共奏解表和胃，降逆止呕之效。

加减：口干、口苦，入阳明甚者，加之栀子、淡豆豉。

外治：针刺法（少商、厉兑等穴）。

少商为手太阴肺经之井穴，善除太阳之外热；厉兑为足阳明胃经之井穴，常除阳明之里热，针刺两穴采用泻法，可除太阳、阳明之郁热，故呕吐自除。

二、阳明厥阴虚寒呕吐

症状：不能食，食入即呕，或呕吐痰涎，伴胃脘部疼痛不适，喜温喜按，甚者手足厥冷，舌淡红，苔薄白，脉沉而迟。

治法：温中散寒，和胃降逆。

方药：吴茱萸汤。

组成：吴茱萸 10g，党参 10g，生姜 10g，大枣 10g。

方中吴茱萸温胃暖肝，降逆止呕，生姜散寒止呕，配予党参、大枣补虚和中，全方共奏温中补虚、散寒降逆之效。

加减：呕吐甚者，生姜加倍；呕吐痰涎甚者，加木瓜、木香。

外治：隔姜灸法（胃俞、脾俞等穴）。

隔姜灸法，是用鲜生姜切成约 1 分厚的薄片中间以针刺数孔，置于施术处，上面再放艾炷灸之，因生姜辛温，可解表散寒、温中止呕，本病病位在胃，故选用胃俞、脾俞两穴，应用隔姜灸可增强温中散寒止呕的作用。

三、少阳病阳郁呕吐

症状：呕吐，次数频多，伴发热，恶寒，脘腹或胸胁闷痛，二便尚调，舌质偏红，苔白腻，脉弦细。

治法：清利少阳，调气和胃。

方药：小柴胡汤。

组成：柴胡 10g，黄芩 10g，半夏 20g，党参 10g，生姜 50g，炙甘草 6g，大枣 10g。

方中柴胡疏少阳之郁，黄芩清少阳胆热，半夏辛温，能健脾和胃，以散逆气而止呕。党参、甘草，以补正气而和中，使邪不得复传入里。邪在半里半表，则营卫争，故用姜、枣之辛甘以和营卫，其为使也。

加减：脘腹闷痛甚者，加白芍。

外治：拔罐法（膀胱经背俞穴：肝俞、肺俞等穴）。

拔罐疗法，是指利用燃烧时的火焰的热力，排去空气，使罐内形成负压，将罐吸着在皮肤上的一种疗法，具有温经通络，调畅气机，散寒除湿之功效。应用此法作用于膀胱经背俞穴，可疏理气机，使得少阳阳郁宣发，则呕吐自除。

四、太阴少阴阳虚呕吐

症状：呕吐，欲吐不吐，伴胃脘喜温喜按，疲乏少气，困倦欲寐，四肢逆冷，小便色白，舌质淡苔薄白，脉微细。

治法：温补中焦，健胃止呕。

方药：附子理中汤。

组成：黑附片 20g，党参 10g，白术 10g，干姜 10g，炙甘草 6g。

方中附子温肾回阳，干姜温中散寒，两药合用，增强回阳之力；白术健脾燥湿；党参健脾益气；炙甘草温补调中。全方共奏温运中阳，和胃止呕之效。

加减：寒甚者，干姜加倍。

外治：艾灸法（中脘、神阙等穴）。

艾灸疗法，是运用艾绒点燃后对准相应穴位，借助灸火的热力以及药物的作用，通过经络的传导，以起到温通气血、扶正祛邪之功效。选用的中脘为胃之募穴，胃俞为胃之背俞穴，二穴俞募相配，具有理气温胃、降逆止呕之功效。

五、少阴阴虚内热呕吐

症状：泛吐清水，伴心烦不得眠，小便不利，或见口渴，咳嗽、大便稀溏等症，舌红少津，脉弦细。

治法：清热滋阴利水。

方药：猪苓汤。

组成：猪苓 10g，茯苓 15g，泽泻 10g，滑石 20g，阿胶（烊化）10g。

方中猪苓、茯苓、泽泻甘淡渗湿利水；滑石甘寒，既能清热、又能利水；阿胶为血肉有情之品，育阴清热，全方共奏清热滋阴利水之功。

加减：小便不利甚者，加车前子；口渴甚者，加黄连。

外治：针刺法（中脘、足三里、三阴交等穴）。

本病病位在胃，针刺所选穴位，中脘为胃之募、腑之会，穴居胃脘部，故针刺补法可健运中州，调理胃气；足三里为胃的下合穴，针刺补法可通调胃气，两穴远近相配，可通调腑气、和胃止呕，不论寒热虚实，均可使用；再配三阴交针刺补法以加强益阴和胃之功。

六、厥阴寒热错杂呕吐

症状：呕吐，进食后更甚，伴腹部疼痛，口渴，心中烦热，四肢厥冷，二便调，舌淡苔白，脉弦细。

治法：清上暖下，平调寒热。

方药：乌梅丸。

组成：乌梅 15g，细辛 6g，干姜 10g，黄连 6g，制附子 6g，当归 10g，党参 10g，黄柏 10g，蜀椒 10g，桂枝 10g。

方中乌梅酸收止痛；黄连、黄柏苦寒清上热；细辛、干姜、附子、蜀椒、桂枝辛温祛下寒；党参、当归益气养血。全方酸苦辛甘并投，温寒攻补兼用，共奏清上暖下、攻补兼施之功，气机调畅，则呕吐自除。

加减：呕吐甚者，加吴茱萸。

外治：烫熨疗法（涌泉、百会等穴）。

烫熨疗法，是指将加热过的烫熨药包置于患处，使局部血管扩张，改善血循环，具有温经散寒、活血通络之功效。因此，选用涌泉、百会穴，可增强其温胃散寒，和胃止呕之效。

呕吐常见于现代医学中的多种疾病，如神经性呕吐、急性胃炎、胃黏膜脱垂症、幽门痉挛、幽门梗阻、肠梗阻、急性胰腺炎、急性胆囊炎、尿毒症、颅脑疾病等。其以呕吐为主要表现时，可应用本法辨证施治。

万凤芝在探析《伤寒论》对呕吐的辨证中，从六经角度对呕吐的病机要点及辨证特点进行归类总结。指出，除太阳呕吐外，三阳呕吐多属阳属热，其特点是：呕吐物热而酸腐，呕势急迫有力，多兼发热、口渴或口苦、小便黄，胸腹满或痛，舌苔黄，脉数或滑等。三阴呕吐多属阴属寒（少阴热化证、厥阴热证除外），特点是：呕吐清冷无臭，或仅为清澈涎沫，吐势缓和无力，多兼恶寒、口不渴、小便清长、下利、肢厥或不温、舌淡苔白、脉沉微或迟等。三阳呕吐多系邪实正不衰，一般病势轻浅，病程较短，故预后较好；三阴呕吐多为正衰邪尚存，一般病势深重，病程较久，尤以少阴、厥阴为最，故条文中多云"死""难治"（原文第296、300、315、377条），预示其为危重症。

第四节　六经呕吐病治验举隅

一、太阳阳明合病呕吐案

王某，女，53岁，农民。

初诊（2012年7月21日）：昨日下午汗出受凉，今晨进食后约一时许，呕吐胃内容物3次，且见胃脘稍痛，大便略溏，恶寒，不热，身痛，无汗，口干，喜热饮，尿淡黄，舌淡红，苔腻微白，脉浮紧。是证寒邪袭表，内犯阳明，胃气上逆而见呕，为太阳阳明合病，病机重心在表，宜发汗解表，寒解阳明之气则和，而呕可止。拟用葛根加半夏汤加减治之。

处方：葛根20g，麻黄15g，生姜10g，桂枝10g，炙甘草10g，生白芍10g，红枣10g，半夏20g。日进2剂，每剂以水600mL煎至300mL，每3小时温服一次。并配合针刺少商、厉兑等穴位，采用泻法，每日一次。

二诊（2012年7月22日）：患者药后，身遍微汗出，呕吐止，今晨身痛亦除，大便成形，舌淡红，苔薄白，脉细。药已中病，方以桂枝人参汤加减，善其后。

处方：桂枝10g，党参15g，白术10g，炙甘草10g，干姜10g，茯苓15g，再进3剂。

按：本案患者病发于汗出受凉，系风寒之邪犯太阳肌表，卫阳被遏，则恶寒、身痛、无汗；表寒不解内干于胃，则胃气上逆而见呕，是证当属太阳阳明合病之呕吐。正如《伤寒论》第33条："太阳阳明合病者，不下利，但呕者，葛根加半夏汤主之。"方选葛根加半夏汤加减，以葛根汤解表散寒，而加半夏降逆止呕，故药后微汗遍及全身，并配合针刺少商、厉兑等穴位，采用泻法，使太阳卫表之邪得解，在里之胃气因和，不专治呕，而呕自止。再以桂枝人参汤益气健脾，固其本。

二、阳明厥阴虚寒呕吐案

詹某，男，82岁，农民。

初诊（2015年4月27日）：患者呕吐已半月余，无发热、畏冷，无进行性吞咽困难，无黑便，无胸闷、胸痛、心悸，多次就诊于外院，予相关治疗（具体不详）后症状未见明显缓解，为求进一步诊治，就诊我院。现症见：呕吐胃内容物，甚则食入即呕，伴胃脘部疼痛不适，喜温喜按，舌淡红，苔薄白，脉沉而迟。证属阳明厥阴虚寒呕吐，故予吴茱萸汤温中散寒，和胃降逆。

处方：吴茱萸 10g，党参 10g，生姜 10g，大枣 10g，3剂，代煎，日 1 剂，分早晚温水冲服。配合隔姜灸胃俞、脾俞等穴。

二诊（2015 年 4 月 30 日）：患者药后，呕吐减轻，胃脘部疼痛以缓解，得知疗效确切，故守上方再进 5 剂，以图长效。

按：患者为老年男性，中焦阳气已虚，脾胃运化失常，浊阴上逆，故发为呕吐，甚则食入即吐；脾胃虚弱，中焦失于温养，不荣则痛，故胃脘部疼痛不适，喜温喜按。是证当属阳明厥阴虚寒之呕吐。正如《伤寒论》第 243 条："食谷欲呕，属阳明也，吴茱萸汤主之。"方中吴茱萸温胃暖肝，降逆止呕，生姜散寒止呕，配予党参、大枣补虚和中，全方共奏温中补虚，散寒降逆之效。而加隔姜灸胃俞、脾俞等穴，可增强其温胃散寒之功。

三、少阳阳郁呕吐案

刘某，男，38 岁，个体。

初诊（2012 年 8 月 25 日）：患者近 1 周来因家庭琐事不顺，常感胸闷不适，昨日又外出淋雨，今晨起发热、恶寒，呕吐次数频多，半日许，已吐十余次，脘腹连及胸胁闷痛，二便尚调，舌质偏红，苔白腻，脉弦细。当属少阳之呕，胆热犯胃，胃失和降，方选小柴胡汤加减。

处方：柴胡 30g，黄芩 10g，半夏 20g，桂枝 10g，生姜 50g，炙甘草 6g，红枣 10g。每剂水煎去滓后，将二道汁合再煎 10 分钟，药汁约 500mL 为 2 次剂量，每 3 小时服 1 次，昼夜连进 2 剂。并配合膀胱经拔罐疗法。

二诊（2012年8月26日）：服药后，身微汗出，热退，寒除，呕吐得止，守上方，再进3剂。

按：是案患者情志不畅为内因，加之雨淋为外感，外邪直犯少阳，少阳枢机不利，而胸胁心下正为少阳之所，邪结于此，不仅可见寒热往来，脘腹痛连胸胁，而且呕吐频繁。呕与发热同见，正与《伤寒论》第379条："呕而发热者，小柴胡汤主之。"相符，故选用小柴胡汤加减清利少阳、和畅气机。药后，能寒热外解，并配合膀胱经拔罐疗法，气机得顺，里气因和而呕吐得止。

四、太阴少阴脏寒呕吐案

陈某，女，79岁，农民。

初诊（2014年5月20日）：2天前患者出现呕吐胃内容物，日约3次，量少，伴中上腹闷痛不适，喜温喜按，无发热、恶寒，无黑便，无明显消瘦。患者自服药物后，症状未见明显改善，遂就诊我院。辰下症：恶心欲呕，伴胃脘部疼痛，喜温喜按，精神疲乏，面色稍苍白，困倦欲寐，四肢逆冷，小便色白，舌质淡，苔薄白，脉微细。证属太阴少阴脏寒呕吐，故予四逆汤温补中焦、健胃止呕。

处方：黑附片20g，干姜10g，炙甘草10g。4剂，代煎，日1剂，分早晚温水冲服；并配合艾灸中脘、神阙穴。

二诊（2014年5月24日）：患者诉药后诸症皆减，嘱其守前方再进5剂，以图长效，并嘱其避免寒凉之品。

按：患者老年女性，先天之本已虚，少阴肾阳虚衰，太阴脾阳渐虚，脾肾温煦功能减弱，虚寒内生，升降失司，发为呕吐；脾肾阳虚，虚寒内生，寒凝胃脘，发为胃脘部疼痛，喜温喜按；脾肾阳虚，不能温煦四肢百骸，则见四肢逆冷；舌质淡，苔薄白，脉微细。证属太阴少阴脏寒呕吐，故予四逆汤温补中焦、健胃止呕，方中附子温肾回阳，干姜温中散寒，两药合用，增强回阳之力；炙甘草温补调中，并配合艾灸中脘、神阙穴，以增强回阳之效。患者阳气来复，脾胃通和，故呕吐自除。

五、少阴阴虚内热呕吐案

张某，女，48岁，职工。

初诊（2013年6月24日）：患者呕吐1年余，无呕血、黑便，无头晕、头痛，无发热、恶寒，无胸闷、胸痛，曾就诊于龙岩市第一医院，予静滴治疗（具体不详）后，症状未见明显好转，遂求诊于我院。现症见：泛吐清水，伴心烦不得眠，小便不利，大便稀溏，舌红少津，脉弦细。证属少阴阴虚内热呕吐，故予猪苓汤清热滋阴利水。

处方：猪苓10g，茯苓15g，泽泻10g，滑石20g，阿胶（烊化）10g，3剂，代煎，日1剂，分早晚温水冲服；并配合普通针刺（足三里、中脘、三阴交等穴）。

二诊（2013年6月27日）：患者呕吐明显减轻，仍有小便不利，大便稀溏，故上方加车前子，再进3剂。

三诊（2013年6月30日）：患者呕吐已除，临床告愈。

按：患者为年近七七之年女性，肝肾逐渐阴亏，加之平素工作烦劳之事过多，思虑过度，脾胃运化失常，水液代谢失司，水气上逆，胃气不降，故见呕吐清水；水气留走肠间，故见大便稀溏；水湿停滞于里，久之郁而化热，故阴虚水热互结并见，证属少阴阴虚内热呕吐。正与《伤寒论》第319条"少阴病……心烦不得眠者，猪苓汤主之。"相符，方中猪苓、茯苓、泽泻甘淡渗湿利水；滑石甘寒，既能清热、又能利水；阿胶为血肉有情之品，育阴清热，全方共奏清热滋阴利水之功。加之配合普通针刺足三里、中脘、三阴交等穴，以增强其补肝肾、健脾胃之功。二诊患者仍有小便不利，大便稀溏，故加车前子，利小便以实大便。

六、厥阴寒热错杂呕吐案

黄某，女性，43岁，农民。

初诊（2016年1月25日）：患者反复呕吐已经半年余，进食后明显，腹痛，伴乏力，心烦，无呕血、黑便，无腹痛、腹泻，无头晕、头痛，无发热恶寒，无胸闷、胸痛等不适，多次就诊于外院，查电子胃镜提示"胃窦隆起性病变，慢性胃炎"，予药物治疗后（具体药物不详），症状稍好转，但易反复发作，遂就诊我院。辰下症：呕吐，进食后更甚，伴腹部疼痛拒按，口渴，心中烦热，四肢厥冷，二便调，舌淡苔白，脉弦细。证属厥阴呕吐，予乌梅汤清上暖下、攻补兼施。

处方：乌梅15g，细辛6g，干姜10g，黄连6g，制附子6g，当归10g，党参10g，黄柏10g，蜀椒10g，桂枝10g。3剂，代煎，日1剂，分早晚温水冲服；配合烫熨疗法涌泉、百会穴。

二诊（2016年1月28日）：患者诉药后腹痛明显减轻，未再呕吐，嘱其守上方，再进3剂。

按： 患者为中年女性，平素饮食不节，脾气受损，纳运无力，脾失运化，虚寒内生，壅塞中焦，胃气上逆，故发为恶心欲呕，进食后加重；脾胃受损，运化失常，气血瘀滞于里，久之郁而化热，热灼津液，热扰心神，故见口渴，心中烦热；脾胃虚寒，运化失常，气血生化乏源，不能濡养头窍四肢，故见四肢厥冷；舌淡苔白，脉弦细。证属厥阴呕吐，予乌梅汤清上暖下、攻补兼施。方中乌梅酸收止痛；黄连、黄柏苦寒清上热；细辛、干姜、附子、蜀椒、桂枝辛温祛下寒；党参、当归益气养血，全方酸苦辛甘并投，温寒攻补兼用，配合烫熨疗法

涌泉、百会穴，共奏清上暖下、攻补兼施之功；气机调畅，则
呕吐自除。

小　结

呕吐之病名最早见于《黄帝内经》，然张仲景在《伤寒
论》《金匮要略》中均对其之病因病机作出详尽论述，并确定
相应方药。笔者通过对仲师《伤寒论》有关"呕吐"的条文加
以归类、分析，并结合三十余年临证经验，在六经辨证理论指
导下，由博返约，将其简化辨证分为太阳阳明合病证、少阳郁
热证、阳明厥阴虚寒证、太阴少阴脏寒证、少阴阴虚内热证、
厥阴寒热错杂证六个常见证型，分别选用经方，配合外治，获
效较佳，可为临床辨治呕吐提供新思路。

第二章 吐 酸

吐酸，最早见于《黄帝内经》，如《素问·至真要大论》："少阳之胜，热客于胃……呕酸善饥……"以及"诸呕吐酸，暴注下迫，皆属于热"，其对吐酸之病因病机病位作出概括，认为吐酸多由热邪内犯所致。而张仲景虽未对吐酸做出明示，但其后世医家多有从不同方面论述吐酸之诊治。笔者在六经辨证理论指导下，结合自身临床实践，探寻六经辨证吐酸之证治规律，并用之于临证。

第一节 六经吐酸机理探微

隋代巢元方提出，吐酸有上焦有寒；胃气虚弱、宿食不消；痰湿困脾，致脾运化失司三大病机。金元刘完素认为，吐酸为热邪犯胃所致，与肝气有关，如《素问玄机原病式·六气为病·吐酸》云："酸者，肝木之味也，由火盛制金，不能平木，则肝木自甚，故为酸也。"而李东垣则以寒立论，《医述·卷七·吞酸》："吐酸者，甚则酸水浸心，令上下牙酸涩，不能相对，以辛热疗之必减。……若以病机之法，作热设立、误矣。"明代医家张景岳认为，吐酸病机为脾虚肝侮。

综上古代医家对吐酸基本病机的认识，不仅有郁热，而且寒邪同样可致病，并与肝胆脾胃关系密切。但总以肝气犯胃，胃失和降，胃气上逆为基本病机。

吐酸，依据《伤寒论》六经辨证理论来辨治，即《伤寒论》第 7 条"发热恶寒，发于阳也；无热恶寒，发于阴也"，按"寒、热"来辨治，发于阳者，属六经阳病者，多以阳明、少阳两经为重，为阳明少阳郁热于里，胃失和降而致吐酸；发于阴者，属六经阴病者，多以太阴、厥阴两经为要，因太阴脾虚厥阴肝木常犯之，致脾胃升降失司，胃气上逆而致。故具体可将吐酸辨证分为阳明少阳热证吐酸、太阴厥阴寒证吐酸二大证型。

第二节　六经吐酸治法方药析要

吐酸六经辨证分为阳明少阳热证与太阴厥阴寒证。

阳明少阳热证之治，依据《伤寒论》第 103 条："太阳病，过经十余日……呕不止，心下急……与大柴胡汤，下之则愈。"选用大柴胡汤以疏肝泄热、制酸止逆。方中柴胡、黄芩疏利少阳，清泄郁热；芍药缓急；半夏、生姜降逆止呕；枳实、大黄利气消痞，通下热结；大枣和中。诸药合用，共奏和解少阳，通下里实之功。

太阴厥阴寒证吐酸之治，因其病机为太阴阴寒内盛，厥阴肝气夹胃气上逆，参照《伤寒论》第 378 条"干呕吐涎沫，头痛者，吴茱萸汤主之"，治用吴茱萸汤，方中吴茱萸温胃暖肝，降逆止呕，生姜散寒止呕，党参、大枣补虚和中，全方共奏温中补虚，散寒降逆之效，故用方治后可暖中散寒、消阴降浊而酸自止。

第三节　六经吐酸临证应用

吐酸从六经辨证可分为阳明少阳热证与太阴厥阴寒证。笔者临床治疗该病,多予经方,且内、外治相结合,往往取得良效。具体选方用药如下:

一、阳明少阳热证

症状:吞酸时作,嗳腐气秽,胃脘闷胀,两胁胀满,心烦易怒,口干口苦,咽干口渴,舌红苔黄,脉弦数。

治法:疏肝泄热,制酸止逆。

方药:大柴胡汤。

组成:柴胡 15g,枳实 9g,黄芩 9g,半夏 10g,白芍 10g,大枣 5 枚、生姜 10g,生大黄 6g。

方中柴胡能清热利胆,联合黄芩可清热解毒、疏肝泄热;白芍、枳实与大黄配伍可缓急止痛;半夏、陈皮与厚朴配伍可降逆和胃;生姜、大枣可调和药性,诸药合用共奏疏肝泄热,制酸止逆之功。

加减:反酸重者,加海螵蛸;心烦易怒甚者,加黄连、栀子

外治:点刺放血拔罐法(大椎穴、肝俞等穴)。

点刺放血拔罐法,即在特定穴位采用点刺出血后,再应用火罐疗法。选用之大椎穴为阳中之阳,善治热病,在此穴位上放血拔罐可使热随血泻而病自安;肝俞穴属足太阳膀胱经,肝之背俞穴,在此穴位上刺血拔罐为泻法,有疏肝理气、行气止痛等功效。两穴合用可增强其疏肝泄热、制酸止逆之功效。

二、太阴厥阴寒证

症状：吐酸时作，嗳气酸腐，胸脘胀闷，喜唾涎沫，饮食喜热，四肢不温，大便溏泻。舌淡苔白，脉沉迟。

治法：温中健脾，和胃止逆。

方药：吴茱萸汤。

组成：吴茱萸 9g，党参 15g，生姜 18g，大枣 10g。

方中吴茱萸辛苦温，可暖肝胃、散阴寒、下逆气、降浊阴；重用生姜之辛温以加强温胃化饮、降逆止呕之功；配人参之甘温和大枣之甘平以补虚和中，共奏暖中散寒、消阴降浊之效。

加减：嗳气甚者，加旋覆花；四肢不温、大便稀溏者，加桂枝、茯苓。

外治：穴位贴敷法（神阙、内关、足三里等穴贴敷吴茱萸细粉）。

穴位贴敷法，即用吴茱萸细粉贴敷至神阙等穴。神阙穴，意指神气通行的门户，在此灸之或用温药贴之可使人体真气充盈而达到温阳救逆、利水固脱之功效；内关穴为常用特定穴，亦是全身强壮要穴之一，其穴络属于厥阴心包经，对心、胸、胃、神经性疾病均有效。能宁心安神、宽胸理气、缓急止痛、降逆止呕。足三里是足阳明胃经的主要穴位之一，具有调节机体免疫力、调理脾胃、补中益气、通经活络等作用。在此三穴上贴敷吴茱萸散可增强其温胃散寒，降逆止呕之功效。

现代医学如慢性胃炎、胃食管反流病等疾病，以泛吐酸水为主症时，可按本法辨证论治。

李燕等认为胃食管反流病多属中医"吐酸"等范畴，可从六经辨治，将其分为"太阴厥阴寒证""阳明少阳热证"两大证，并运用经方，结合外治法治疗，获得较佳疗效。

第四节　六经吐酸验案举隅

一、阳明少阳热证吐酸案

赖某，男，43 岁，职员。

初诊（2016 年 5 月 5 日）：反复反酸伴咽中如有物阻塞 3 月余。曾多次就诊我院以及外院门诊，完善相关检查后，诊断为"胃食管反流病"，予西药抑酸保胃、保护胃黏膜等相关治疗后症状缓解，但易反复发作。辰下症：患者诉反酸，咽部异物感，咳之不出，吞之不下，情志不畅时明显，嗳气频作、口干口苦，纳寐欠佳，二便尚调，舌质红苔黄腻，脉弦数。证属阳明少阳热证。治以疏肝泄热，制酸止逆。方用大柴胡汤加减。

处方：柴胡 15g，枳实 9g，黄芩 9g，半夏 10g，白芍 10g，大枣 5 枚，生姜 10g，大黄 6g，5 剂，日一剂，水煎分 2 次温服。另在患者背部大椎穴、肝俞穴处点刺放血加拔罐治疗以增强其疏肝泄热之功效。

二诊（2016 年 5 月 10 日）：患者反酸，咽部异物感减轻，纳食较前增加，仍有嗳气、口干口苦感，舌质红苔黄，脉弦数。前方加龙胆草 15g，旋覆花 10g，再服 5 剂。继续背部腧穴拔罐治疗。

三诊（2016 年 5 月 15 日）：患者反酸，咽部异物感已除，纳食正常，口干、口苦较前好转。舌淡红苔微黄，脉弦。守上方再进 5 剂，以图长效。

按：患者精神疲乏，反酸，咽部异物感，咳之不出，咽之不下，情志不畅时症状明显，口干口苦，纳寐欠佳，二便尚调，舌质红苔黄腻，脉弦数，证属肝气郁结。患者为中年男性，平素易情志不遂，郁怒伤肝，肝郁气滞，气机受阻，气行不畅，加之思虑伤脾，思则气结；另患者肝郁犯脾，损伤脾胃，脾虚失运，痰饮内生，气滞与痰饮相互交结于咽部，故觉咽部异物感；舌质红苔黄腻，脉弦数，为痰气郁结之征象。本病病机为肝郁犯胃，气郁痰凝，阻滞胸咽。故治用大柴胡汤加减，加龙胆草、旋覆花以清泄肝胆邪热、降逆止酸。亦在大椎穴、肝俞穴处点刺放血加拔罐治疗可增强其疏肝泄热、制酸止逆之功效。

二、太阴厥阴寒证吐酸案

杨某，女，28岁，干部。

初诊（2016年3月2日）：反复反酸1年，加剧2天。曾于外院行电子胃镜以及腹部彩超未见明显异常。辰下症：患者诉反酸，胃脘部胀痛不适，伴恶心欲呕，头晕，乏力，四肢不温，口淡，纳寐差，大便2次/日，质稀，小便利，舌淡红苔薄白，脉细。属脾胃虚弱，治以温中健脾和胃止逆，予吴茱萸汤加减。

处方：吴茱萸9g，人参9g，生姜18g，大枣4枚，4剂，日1剂，水煎，分2次温服。配合吴茱萸散调醋于神阙、内关、足三里等穴位行贴敷治疗以增强其温胃散寒、祛浊降逆之功。

二诊（2016年3月6日）：患者上腹部胀痛减轻，恶心欲呕、头晕较前减轻，仍有反酸、纳寐差，舌淡红苔薄白，脉细。与前方加海螵蛸10g，黄芪10g，再服5剂。继续吴茱萸散穴位贴敷治疗。

三诊（2016年3月11日）：患者仍稍感四肢欠温，余诸症明显减轻。守上方加干姜10g再进五剂，并嘱患者吴茱萸散调醋贴于神阙以巩固疗效。

按：患者为青年女性，饮食不节，劳倦积损，伐伤胃气，累及脾阳，脾胃俱虚，受纳腐熟功能减退，水谷不化，随胃气上逆，则反酸；脾为气血生化之源，不足则气血虚弱，胃络失养，不荣则痛，故胃脘隐痛不适；胃失和降，故恶心欲呕；头晕乏力，乃后天已伤、气血不荣之征；舌淡红苔薄白，脉细为脾胃气虚之象。故治用吴茱萸汤加减，加海螵蛸、黄芪、干姜之品，以达益气温中、降逆制酸之目的。而用吴茱萸散调醋于神阙、内关、足三里等穴位行贴敷治疗可增强其温胃散寒、祛浊降逆之功。

小　结

吐酸，临床上多定义为"胃中酸水上泛"，多认为肝气犯胃、胃失和降为其病机。笔者根据自身三十余年诊治吐酸的临床经验，从六经辨证入手，将之分为阳明少阳热证、太阴厥阴寒证两型，并用经方配合外治法，在临床上取得了较好的疗效，值得进一步深入探索、总结以及推广。

第三章 哕

"哕"为古代病名，即今之"呃逆"，是指胃气上逆动膈，以气逆上冲，喉间呃呃连声，声短而频，难以自制为主要表现的病证。哕，始见于《素问·宣明五气》："胃为气逆为哕。"《灵枢·口问》说："谷入于胃，胃气上注于肺，今有故寒气与新谷气，俱还入于胃，新故相乱，真邪相攻，气并相逆，复出于胃，故为哕。"而张仲景在《伤寒论》中多处提及哕，特别是在《金匮要略·呕吐哕下利病脉证治》更是专门论及哕。笔者通过对张仲景所论"哕"之相关条文加以归类、分析，以期整理出张仲景"哕"之辨治规律，并用之于指导临证实践。

第一节　张仲景论哕之机理探微

《伤寒论》中就有10条条文论及哕，张仲景从虚实而论哕之病理机理，虚者多为胃气虚败、气逆而上所致；实者常因邪结、胃气不降反逆而致。而在《金匮要略》中仲景则更是专篇论述哕，并提出专方专药治之。

一、张仲景论哕相关条文

《伤寒论》第98条："得病六七日，脉迟浮弱，恶风寒，手足温，医二三下之，不能食，而胁下满痛，面目及身黄，颈项强，小便难者，与柴胡汤，后必下重；本渴饮水而呕者，柴胡不中与也，食谷者哕。"

第 111 条："太阳病中风，以火劫发汗，邪风被火热，血气流溢，失其常度。两阳相熏灼，其身发黄，阳盛则欲衄，阴虚则小便难，阴阳俱虚竭，身体则枯燥，但头汗出，剂颈而还，腹满微喘，口干咽烂，或不大便。久则谵语，甚者至哕，手足躁扰，捻衣摸床，小便利者，其人可治。"

第 194 条："阳明病，不能食，攻其热必哕，所以然者，胃中虚冷故也；以其人本虚，攻其热必哕。"

第 209 条："阳明病，潮热，大便微硬者，可与大承气汤，不硬者，不可与之。若不大便六七日，恐有燥屎，欲知之法，少与小承气汤，汤入腹中，转矢气者，此有燥屎也，乃可攻之；若不转矢气者，此但初头硬，后必溏，不可攻之，攻之必胀满不能食也。欲饮水者，与水则哕。其后发热者，必大便复硬而少也，以小承气汤和之。不转矢气者，慎不可攻也。"

第 226 条："若胃中虚冷，不能食者，饮水则哕。"

第 231 条："阳明中风，脉弦浮大，而短气，腹都满，胁下及心痛，久按之气不通，鼻干，不得汗，嗜卧，一身及目悉黄，小便难，有潮热，时时哕，耳前后肿。刺之小差，外不解。病过十日，脉续浮者，与小柴胡汤。"

第 232 条："脉但浮，无余证者，与麻黄汤；若不尿，腹满加哕者不治。"

第 380 条："伤寒大吐大下之，极虚，复极汗者，其人外气怫郁，复与之水，以发其汗，因得哕，所以然者，胃中寒冷故也。"

第 381 条："伤寒哕而腹满，视其前后，知何部不利，利之则愈。"

《金匮要略·呕吐哕下利病脉证治》第 22 条："干呕哕，

若手足厥者，橘皮汤主之。"

第23条："哕逆者，橘皮竹茹汤主之。"

二、张仲景论哕机理探讨

从张仲景有关哕病论述条文可以看得出，其以虚实二端论及哕，实者常因前后二阴不利、胃气上逆而作哕，治当以通利为宜；虚者多以其人平素胃气本虚，或饮水之后胃虚不消水，水与胃寒相搏，胃气上逆而作哕，或胃中虚热，气逆上冲而作哕。

1. 太阳病误治伤正胃逆作哕

太阳病误治伤正胃气上逆，如《伤寒论》第98条："……本渴饮水而呕者，柴胡不中与也，食谷者哕。"此为水饮病，若误与柴胡汤，不仅饮水作呕，而且脾胃将败，进而可食谷作哕。

2. 阳明胃中虚冷水入作哕

《伤寒论》第194条："阳明病，不能食，攻其热必哕，所以然者，胃中虚冷故也；以其人本虚，攻其热必哕。"此为见"不能食"而误认为胃家实而攻其热，伤及脾胃之气胃败而气逆而上作"哕"，因其人本虚，攻之犯虚虚之误。

《伤寒论》第226条："若胃中虚冷，不能食者，饮水则哕。"此为胃阳虚寒冷之邪内居，不唯纳食受阻，且饮水之后水停胃中不化，寒水相搏，胃气不降而逆则见哕。

3. 阳明胃虚有热上冲作哕

《伤寒论》第231条："阳明中风……有潮热，时时哕……""时时哕"是为枢机不利，邪热闭郁，其证属实；第232条"腹满加哕者不治"则为胃气败绝，三焦壅塞不通，气机不得通降，邪无去路，故哕为不治。

4.邪实内结胃气上逆作哕

《伤寒论》第381条："伤寒哕而腹满,视其前后,知何部不利,利之则愈。"此为邪实内结,治以通利之法,使邪有出路,胃气得降,则哕证自除。若因水气内滞者,则通利其前阴而利其小便;若邪实内结于里,则治后通其大便。故哕属实证者均以通利治之邪去哕自愈。

从第380条、第381条前后二条对比可知:前者大吐、大下、极汗后,胃中阳气虚衰,再与饮水,则阴寒水冷气逆上冲而作哕;后者为哕与腹满并见,系下焦气机不畅,胃气不降反而上冲所致,其因或为下焦膀胱气滞不通而在前阴,或为热结肠道胃气不降而见于后阴,故仲景提出要视其前后,方可知何部不利,再以通利之法治之而哕病得除。

第二节 张仲景治哕方药析要

仲景治哕方药仅见《金匮要略·呕吐哕下利病脉证治》中橘皮汤及橘皮竹茹汤治哕之虚证二方,而其论哕之实者治宜通利前后未见方药,笔者认为可参照仲景以五苓散通前阴,承气汤攻下后阴之选方。

一、仲景治哕胃寒宜用橘姜

张仲景在《金匮要略·呕吐哕下利病脉证治》第22条:"干呕哕,若手足厥者,橘皮汤主之。"此证属胃寒气逆所致哕,仲师选用橘皮汤治之,方中橘皮苦温行气,生姜散寒和胃止呕,合用共奏散寒行气以止哕。

橘皮在《神农本草经》中曰:"味辛,温。主胸中瘕热,逆气,利水谷……"而仲景在用橘皮汤治哕属寒者,取橘皮四两健脾胃以行气,配生姜半斤辛温和胃,二者合用则健脾胃而能下气使哕逆得除。

二、仲景治哕胃热则加竹茹

仲景治哕属热者，正如第 23 条："哕逆者，橘皮竹茹汤主之。"此证为胃中虚热，气逆上冲而致哕，治选橘皮竹茹汤，方中在橘皮汤散寒行气止呕基础上，加竹茹以清热和胃止呕，参、草、枣补中健脾和胃而安中，全方合用而达清热安中，和胃降逆之功效。

竹茹，仲景在《金匮要略》中仅有两方使用，一是橘皮竹茹汤，一为竹皮大丸。其治哕用橘皮竹茹汤，即是取竹茹清胃热、止呕逆之功效，治胃虚热哕当配生姜和胃降逆，参、枣、草补虚安中。而竹皮大丸治妇人乳中虚，烦乱呕逆，二方用竹茹皆为用治胃气上逆之证，其善清胃、胆之热，后世医家称其为治胃热呕逆之要药。其二，竹茹用量为二升，约合今之 200克，其量之重。

第三节　六经哕病应用

哕偶发可不需治疗，但呃声持续不断，则应宜及时治之，尤其是，年老久病重病之人出现呃逆，常为病势趋重之先兆，当引起重视。笔者结合多年临证实践，依据六经辨证理论，将哕病分为阳明热结证、阳明胃中寒冷证、太阴胃气虚败证三个证型进行辨治。

一、阳明热结之哕

症状：呃声响亮有力，胸闷心烦，口渴欲饮水，口气臭秽，脘腹满痛，大便干结，小便短赤，舌红苔黄或黄燥，脉滑数。

治法：清热通下，和胃止呃。

方药：小胸陷汤合调胃承气汤。

组成：瓜蒌10g，半夏10g，黄连6g，大黄10g，芒硝10g，炙甘草6g。

方中黄连清热泻火，半夏化痰开结，二药合用，辛开苦降，善治痰热内阻；瓜蒌荡热涤痰，宽胸散结；大黄苦寒以泄热通便，荡涤肠胃；芒硝咸寒泻下除热，软坚润燥；炙甘草调和黄、硝攻下泄热之力，使之和缓。诸药合用，既清上焦之热，又通下焦胀满，故气机得畅，呃逆自除。

加减：呃逆甚者加竹茹60g；大便干结、腹胀满痛者加厚朴20g，枳实20g。

外治：拔罐放血疗法（脾俞、胃俞等穴）。

拔罐疗法，是指利用燃烧时的火焰的热力，排去空气，使罐内形成负压，将罐吸着在皮肤上的一种疗法，具有调畅气机，调和气血之功效；放血法可用于阳热盛则血盛者，其以泄热而减少血盛，使机体的气血趋于正常。所选之脾俞穴、胃俞穴运用此法，可直达病所，祛除内热，使机体平和，胃气因顺，而呃逆自除。

二、阳明胃中寒冷之哕

症状：呃声沉缓，纳食不振，胃脘痞满，喜温喜按，口干，不欲饮水，舌淡苔白，脉缓。

治法：温中散寒，降逆平呃。

方药：橘皮汤。

组成：橘皮60g，生姜60g。

方中橘皮辛苦而温，行气和胃，生姜和胃止呕，为呕家之圣药，与橘皮合用共奏温中散寒，降逆平呃之功。

加减：纳差脘满较重者，加茯苓30g，白术30g。

外治：艾灸法（中脘、内关等穴）。

艾灸疗法，是运用艾绒点燃后对准相应穴位，借助灸火的热力以及药物的作用，通过经络的传导，以起到温通气血、扶正祛邪之功效。所选中脘为胃之募、腑之会，穴居胃脘部，故可健运中州，调理胃气；内关穴通阴维，且为手厥阴心包经络穴，可宽胸利膈，畅通三焦气机，为降逆要穴，两穴合用，标本兼顾，而呃逆除。

三、太阴胃气虚败之哕

症状：呃声低弱而不接续，面白肢冷，精神衰疲，不欲饮食，舌淡嫩苔白，脉沉细无力。

治法：温阳益胃，降逆止呃。

方药：理中汤合四逆汤。

组成：干姜 30g，人参 20g，白术 30g，炙甘草 10g，附子 10g。

方中干姜辛热温助脾阳，驱散寒邪，扶阳抑阴，《本草思辨录·卷三·干姜》："干姜以母姜去皮，依法造之，色黄白而气味辛温，体质坚结，为温中土之专药，理中汤用之，正如其本量。"人参甘温补益脾气，与干姜相配伍，一温一补，温补并用；白术苦温运脾气；附子大辛大热，温肾助阳，破散阴寒，以救助心肾阳气；炙甘草既缓解干姜、附子之峻烈之性，又可调和诸药，使药力作用持久，全方可达温阳益胃，降逆止呃之效。

加减：寒甚者附子加重为 30g，神疲气虚明显者人参改为 30g。

外治：烫熨疗法（涌泉、百会、关元等穴）。

烫熨疗法，是指将加热过的烫熨药包置于患处，使局部血管扩张，改善血循环，具有温经散寒、活血通络之功效。所选取穴位，百会穴可提升气血，涌泉、关元穴均为温补元阳之要穴，诸穴合用可使阳气来复，气血调畅，胃气得以顺降，故呃逆自除。

呃逆属于现代医学中膈肌痉挛范畴，如胃肠神经官能症、胃扩张、肝硬化晚期、脑血管病、尿毒症，以及胸腹、胃食道手术后等所引起的膈肌痉挛之呃逆，可按本法辨证论治。

马保存在《呃逆症的辨证与治疗》中认为，呃逆之病机，总由胃气上冲动膈而成，也与肺气失宣密切有关。治疗以理气和胃，降逆平冲，调整气机为原则，常用旋覆代赭汤合疏肝和胃丸加减，处方：旋覆花（包煎）15g，代赭石30g，香附12g，郁金12g，半夏9g，大腹皮9g，佛手9g，木香6g，陈皮6g，白芍20g；体虚甚者，加人参10g。临床疗效尚可。

第四节　六经哕病病案举隅

一、哕之阳明热结案

刘某，男，31岁，职员。

初诊（2016年5月24日）：患者1年余前出现呃逆，呃声响亮有力，伴口干、口苦，无反酸、嗳气，无烧灼感，无恶心、呕吐，无胸闷、胸痛。辰下症：呃声响亮有力，胸闷心烦，口干、口苦，口气臭秽，脘腹满痛，大便干结，小便短赤，舌红苔黄燥，脉滑数。证属阳明热结之哕，予小胸陷汤合调胃承气汤，清热通下，和胃止呃。

处方：瓜蒌10g，半夏10g，黄连6g，大黄10g，芒硝10g，炙甘草6g，3剂，日1剂，水煎分2次温服。并加之脾俞穴、胃俞穴拔罐放血疗法。

二诊（2016年5月27日）：患者呃逆较前减轻，大便较前好转，仍有口干口苦。上方加生栀子 5g，淡豆豉 10g，再服 3 剂。

三诊（2016 年 5 月 30 日）：患者诸症已解，偶有心烦。嘱其清淡饮食。

按：患者中年男性，饮食劳倦积损，平素多思善虑，气血运行不畅，加之平素喜酒，湿热郁里，气血、水湿互结，胃气失降，故见呃逆；热灼伤津，故见口干、口苦，口气臭秽；肠燥津亏，推动无力，故见大便干结，结合其舌苔脉象，证属阳明热结之哕，予小胸陷汤合调胃承气汤，清热通下，和胃止呃。方中黄连清热泻火，半夏化痰开结，二药合用，辛开苦降，善治痰热内阻；瓜蒌荡热涤痰，宽胸散结；大黄苦寒以泄热通便，荡涤肠胃；芒硝咸寒泻下除热，软坚润燥；炙甘草调和黄、硝攻下泄热之力，使之和缓。并加之脾俞穴、胃俞穴拔罐放血疗法，以加强清热降逆之功。二诊患者仍有口干、口苦，故加生栀子、淡豆豉加强清宣郁热，和胃存阴。三诊患者气机得畅，呃逆自除。

二、哕之阳明胃中寒冷案

黄某，男，49 岁，教师。

初诊（2013 年 3 月 18 日）：患者 4 年余前出现呃逆，呃声沉缓，伴胃脘痞满，喜温喜按，四肢欠温，无胸痛，无恶心、呕吐，无发热、畏冷，无黑便，无明显消瘦，多次就诊于龙岩市第一医院及我院，诊断"慢性胃炎"，予药物治疗后（具体药物不详），症状稍缓解，但易反复发作。辰下症：呃逆，呃声沉缓，伴胃脘痞满，喜温喜按，四肢欠温，纳差，寐尚可，二便调，舌淡苔白，脉缓。证属阳明胃中寒冷之哕。治以温中散寒，降逆平呃。方用橘皮汤加减。

处方：橘皮 60g，生姜 60g，白术 30g，3 剂，日 1 剂，水煎分 2 次温服。配合中医外治艾灸（中脘、神阙等穴）。

二诊（2013 年 3 月 21 日）：患者呃逆较前明显好转，仍有胃脘痞满。上方加陈皮 10g，厚朴 10g，再进 5 剂。

三诊（2013 年 3 月 26 日）：患者偶有四肢欠温，余症皆除。嘱其饮食调摄。

按：患者中年男性，平素饮食不节，伤及脾胃，脾胃虚弱，中阳不振，气机运化失司，胃失和降，胃气上逆动膈，故发为呃逆；脾胃虚弱，水湿运化失常，故见胃脘痞满，喜温喜按；中焦虚寒，四肢肌肉失于温煦，故见四肢欠温。舌淡苔白，脉缓为阳明胃中寒冷之征象，故予橘皮汤加减温中散寒、降逆平呃。方中橘皮辛苦而温，行气和胃，生姜和胃止呕，白术健运脾气，并配合中医外治艾灸（中脘、神阙），以加强温补中焦，驱散寒邪之功。二诊患者仍有胃脘痞满之症，故加陈皮、厚朴以加强行气除胀之效。

三、哕之太阴胃气虚败案

范某，男，78 岁，退休。

初诊（2015 年 11 月 2 日）：患者 1 余年前因胃癌行胃大部分切除术后出现呃逆，呃声低弱而不接续，无胸痛，无恶心、呕吐，无发热、畏冷，无黑便。辰下症：呃声低弱而不接续，面白肢冷，精神衰疲，不欲饮食，寐欠安，大便多日行一次，舌淡嫩苔白，脉沉细无力。证属太阴胃气虚败之哕。治以附子理中汤温阳益胃、降逆止呃。

处方：干姜 30g，人参 20g，白术 30g，炙甘草 10g，附子 10g，3 剂，日 1 剂，水煎分 2 次温服。配合烫熨疗法（涌泉、百会、关元等穴）

二诊（2015 年 11 月 5 日）：患者呃逆较前明显好转，精神衰疲，故上方改人参为 30g，再进 5 剂。

三诊（2015年11月10日）：患者呃逆缓解，精神稍疲乏，饮食一般。守上方再进7剂，以图长效。并嘱患者家属予米粥自养。

按：患者为老年男性，脏腑精气已衰，加之手术之后，更耗阳气，胃气无以固摄，上窜发为呃逆；阳虚内寒，温煦无权，则面白肢冷；胃气虚衰，推动无力，故见不欲饮食，大便多日行一次。结合其舌苔脉象，证属太阴胃气虚败之哕。治以附子理中汤温阳益胃、降逆止呃。方中干姜辛热温助脾阳，驱散寒邪，扶阳抑阴；人参甘温补益脾气，与干姜相配伍，一温一补，温补并用；白术苦温运脾气；附子大辛大热，温肾助阳，破散阴寒，以救助心肾阳气；炙甘草既缓解干姜、附子之峻烈之性，又可调和诸药，使药力作用持久。并配合烫熨疗法（涌泉、百会、关元）以加强温补元阳之功。二诊患者精神仍较差，故以改人参为30g，以加强补脾益气之效。三诊患者较前明显好转，故嘱其米粥自养以顾护胃气。

小　结

张仲景在《伤寒杂病论》中对于"哕"有较为丰富的理论论述，后世对其理论和临床应用亦有较深入研究，特别在总结"哕"的病因、病机、辨证、治疗等方面取得了一定成绩，但是对其理论渊源联系的研究尚不深入，特别与《黄帝内经》等经典的联系较少。笔者以六经辨证理论为指导，结合自身三十余年临证实践经验，通过对《黄帝内经》《伤寒论》《金匮要略》哕病相关条文进行归纳分析，将哕病简化分为阳明热结实证、阳明虚寒证、太阴胃气虚败证三大证型，并应用经方配合中医外治进行辨治，临床屡获良效，值得进一步推广使用。

第四章　噫

　　"噫"即"嗳气"，是指胃中之浊气上逆，经食道由口排出的病证。"噫"始见于《素问·宣明五气》："五气所病，心为噫。"《灵枢·口问》："寒气客于胃，厥逆从下上散，复出于胃，故为噫。"在《伤寒论》《金匮要略》中张仲景均有论及"噫"，笔者通过对张仲景所论"噫"有关条文加以归类、分析，以期整理张仲景对"噫"之辨治规律，并用于指导临证实践。

第一节　《伤寒论》"噫"之机理探微

　　《伤寒论》仲景仅在 2 条条文中论及"噫"，但论其病之因、机、治、方、药均较完整，有助于探寻其诊治规律。

一、张仲景论"噫"相关条文

　　《伤寒论》第 157 条："伤寒汗出，解之后，胃中不和，心下痞硬，干噫食臭，胁下有水气，腹中雷鸣，下利者，生姜泻心汤主之。"

　　生姜泻心汤方

　　生姜四两，甘草三两（炙），人参三两，干姜一两，黄芩三两，半夏半升，黄连一两，大枣十二枚（擘）。上八味，以水一斗，煮取六升，去滓，再煎取三升，温服一升，日三服。

第161条："伤寒发汗，若吐，若下，解后，心下痞硬，噫气不除者，旋覆代赭汤主之。"

旋覆代赭汤方

旋覆花三两，人参二两，生姜五两，代赭一两，甘草三两（炙），半夏半升（洗），大枣十二枚（擘）。上七味，以水一斗，煮取六升，去滓，再煎取三升，温服一升，日三服。

二、张仲景论噫机理探讨

从《伤寒论》有关论述噫病条文可知胃虚气逆是其根本病机。同时，张仲景还在《金匮要略·五脏风寒积聚病脉证并治》中更加明确指出噫证病机为"上焦受中焦气未和，不能消谷，故能噫耳"。即上焦受气于中焦，若中焦本身有病变，水谷不能消化，以致陈滞宿积不化之气上逆，便可发为噫气。

1. 胃虚兼食滞而作噫

胃中不和，胃主受纳腐熟，脾主消化运输，脾胃气伤，不能腐熟运化水谷，饮食不消作腐，胃气不降而上逆，则见"干噫食臭"。如《伤寒论》第157条："……胃中不和，心下痞硬，干噫食臭……"此处所噫之气，系嗳气中带有食物之馊腐气味，为兼有食滞而致，与胃虚气逆而作噫之"噫气不除"有所不同。

2. 胃虚气逆而作噫

伤寒误治伤正胃气上逆，如《伤寒论》第161条："心下痞硬，噫气不除者。"脾胃虚弱，痰饮内生，阻滞气机，胃气不降反逆升而致噫气不除。本证噫气与心下痞硬并见，多由伤寒误治损伤正气所引起；一方面正气伤属虚而为胃气不和；另一方面邪气盛痰气痞塞气机而为实，故其当为虚实兼杂之证。此外，胃气上逆还夹有肝气上逆，即土虚木乘之意，治疗还需肝胃同治。

上述，可知噫病以胃虚为本，胃气上逆为其直接病理机制，故可将噫病辨证分为胃虚兼食滞证与胃虚气逆证两大证型，二者在病理机制上同中有异，即胃虚气逆是相同之处；而前者夹有食滞，后者兼有肝气上冲，此二者之异也。

第二节　张仲景治噫方药分析

《伤寒论》论治噫者，仅见生姜泻心汤、旋覆代赭汤二方。

一、胃虚兼食滞之噫治用辛开苦降

胃虚兼有食滞水饮内停而致噫，仲景治用生姜泻心汤。方中重用生姜，开胃气，辟秽浊，散水气。生姜气薄，攻之宣散；干姜气厚，功兼收敛。前者走而不守，后者守而不走。二者相伍，散中有敛，守中有走，既能宣散水饮，又能温补中州，功专宣散水饮，和胃消痞。生姜与半夏相配，则增强和胃降逆化饮之功。姜、夏辛温与芩、连苦寒为伍，辛开苦降，平调寒热，调理脾胃，以复升降之机。更佐以参、草、枣补益脾胃，扶正祛邪。诸药合用，斡旋上下，清阳得升，浊阴得降，则痞硬自消，气逆下利并止，噫气得除，诸症皆愈。

本方仲景按去滓再煎方式煮药，是取其能使药性和合，为和解之剂常用之手法，能使诸药并用，达到胃和降逆而噫气得降之目的。

二、胃虚夹肝气上冲之噫宜用旋覆代赭

胃虚夹肝气上冲而作噫，仲景选用旋覆代赭汤治之。方中旋覆花味咸性微温，能升能降，功专消痰下气，软坚散结；代赭石平肝镇逆，二者同用，镇肝和胃，降逆化浊，为治气逆之

主药；半夏、生姜辛温，走而不守，和胃化痰而消心下痞满；人参、甘草、大枣补脾益胃以扶正治虚。诸药并用，可镇肝降逆、和胃化痰、散饮消痞，使清气得升，浊气得降，中焦运转，诸症皆降。

本病在病机上虽夹有肝气上冲，但重心仍在胃，故治用降胃逆之生姜与镇肝之代赭石。在用量比例上，仲景非常讲究，生姜之量重用达五两之多；而代赭石剂量宜小不宜大，仅用一两，其药性重坠，直走下焦，若用量过大，则使已伤之中气再伤，噫气非但不除，反而加重，此当为仲景之义矣。

方后"去滓再煎"与生姜泻心汤相同，均为调和所煎诸药性能，以达到和解胃气之目的。

以上二证所选之方，均为和解之剂，其均以重用生姜和胃气，以复原胃之和降之机而治噫，此为二方之同；然其异在于生姜泻心汤加用芩、连，其与姜、夏共成辛开苦降、寒热并施之效；而旋覆代赭汤于上方去芩、连之苦寒，加用代赭石、旋覆花后更具镇肝气上冲之功。

第三节　噫病六经辨治应用

噫气其病机多以"胃虚"为主，或兼食滞，或夹肝气上冲。故笔者遵循六经辨证理论中之"实则阳明，虚则太阴"，并结合自身多年临证实践，将噫病辨证分为太阴胃虚食滞证、太阴厥阴胃虚证两个证型进行辨治。

一、太阴胃虚食滞证

症状：嗳气，带有食臭味，心下痞硬，按之不痛，干呕，大便稀溏，舌淡苔白，脉弦滑。

治法：和胃降逆，散水消痞。

方药：生姜泻心汤。

组成：生姜 30g，炙甘草 10g，党参 10g，干姜 10g，黄芩 10g，半夏 10g，黄连 3g，大枣 10g。

方中重用生姜，开胃气，辟秽浊，散水气。生姜气薄，攻之宣散，干姜气厚，功兼收敛，既能宣散水饮，又能温补中州，功专宣散水饮，和胃消痞。姜、夏辛温与芩、连苦寒为伍，辛开苦降，平调寒热，调理脾胃，以复升降之机。更佐以参、草、枣补益脾胃，扶正祛邪。诸药合用，清阳得升，浊阴得降，则痞硬自消，气逆下利并止，噫气得除，诸症皆愈。

加减：食积甚者，加鸡内金、山楂。

外治：指针疗法（胃俞、脾俞等穴）。

指针疗法，是指运用中药配制的药酒涂在皮肤上，再配合不同按摩手法，使药物通过局部皮肤渗透入穴位。因此，所选取的胃俞、脾俞穴，使得作用直达病所，增强其和胃降逆、散水消痞之效。

二、太阴厥阴胃虚证

症状：嗳气频频，无食臭味，上腹部痞满，或见呃逆、呕吐，二便调。舌淡苔白腻，脉缓。

治法：和胃化痰，镇肝降逆。

方药：旋覆代赭汤。

组成：旋覆花 10g，党参 10g，生姜 30g，代赭石 10g，炙甘草 10g，半夏 10g，大枣 10g。

方中旋覆花味咸性微温，能升能降，功专消痰下气，软坚散结；代赭石平肝镇逆，二者同用，镇肝和胃，降逆化浊，为治气逆之主药；半夏、生姜辛温，走而不守，和胃化痰而消心下痞满；党参、甘草、大枣补脾益胃以扶正治虚。诸药并用，可镇肝降逆、和胃化痰、散饮消痞、噫气得除。

加减：肝气甚者，加香附、郁金。

外治：针刺疗法（太冲、行间等穴）。

针刺法，是指用针刺方法刺激与病变部位有密切联系的神经，从而达到治疗的目的。所选穴位：太冲穴为足厥阴肝经输穴、原穴，行间穴为足厥阴肝经荥穴，针刺两穴可加强清泄肝阳、镇肝降逆之效。

嗳气可见于现代医学多种疾病，如胃肠神经官能症、慢性胃炎、消化性溃疡、胃黏膜脱垂、胃扩张、胃下垂、功能性消化不良、慢性胆囊炎等病，可按本法辨证论治。

曹晶通过探讨徐景藩教授治疗难治性嗳气的临证经验认为此病病理性质虚实夹杂，脾气虚弱为本，湿热气滞血瘀为标；病机属气滞血瘀，胆汁不随胃降而逆流，损伤胃黏膜；病理因素以气滞为主，久病及血，其次肝胆湿热，肝气失于疏泄，木不疏土，以致胃气受损影响纳谷、腐熟功能，故治当清利肝胆、疏和肝胃。治疗多用清利肝胆、理气和胃之品，辅以针灸等加强理气和胃之功。

第四节　噫病六经辨治病案举隅

一、太阴胃虚食滞噫病案

修某，女，77 岁，农民。

初诊（2014 年 4 月 11 日）：患者因进食过饱后反复出现嗳气 1 周余，无发热、恶寒，无胸闷、胸痛，无头晕、头痛，无呕血、黑便等症。辰下症：嗳气口臭，伴心下痞满，不欲饮食，大便稀溏，小便尚调，夜寐安，舌淡苔白，脉弦滑。证属太阴胃虚食滞，故予生姜泻心汤和胃降逆、散水消痞。

处方：生姜 30g，炙甘草 10g，党参 10g，干姜 10g，黄芩

10g，半夏10g，黄连3g，大枣10g，4剂，代煎，日1剂，分早晚温水冲服；并配合指针疗法（胃俞、脾俞穴）。

二诊（2014年4月15日）：患者嗳气几已缓解，仍有不欲饮食，故在上方基础上加鸡内金10g，山楂12g，再进3剂。

三诊（2014年4月18日）：患者诸症皆除，嘱其合理饮食，忌寒凉之品。

按：患者为老年女性，中焦已虚，脾胃运化失常，此次进食过量，脾胃腐食无力，停阻中焦，气逆于上而发为该病。结合患者舌淡苔白，脉弦滑，证属太阴胃虚食滞，故予生姜泻心汤和胃降逆、散水消痞。方中重用生姜，开胃气，辟秽浊，散水气。生姜气薄，攻之宣散，干姜气厚，功兼收敛，既能宣散水饮，又能温补中州，功专宣散水饮，和胃消痞。姜、夏辛温与芩、连苦寒为伍，辛开苦降，平调寒热，调理脾胃，以复升降之机。更佐以参、草、枣补益脾胃，扶正祛邪。诸药合用，清阳得升，浊阴得降，则痞硬自消，气逆下利并止，噫气得除，诸症皆愈。并配合中医外治指针疗法，即运用中药配制的药酒涂在皮肤上，再配合不同按摩手法，使药物通过局部皮肤渗透入穴位，而所选取的胃俞、脾俞穴可直达病所，增强疗效。二诊患者仍有痞满，不欲饮食之症，故加用鸡内金10g，山楂12g，以加强消食降气之效。

二、太阴厥阴胃虚噫病案

钟某，女，50岁，职员。

初诊（2014年7月28日）：患者突发上腹部不适1月余，嗳气反胃，无反酸、恶心、食欲下降、消瘦，无腰酸、腰痛，无呕血、黑便，无胸痛、心悸，无咳嗽、咳痰。辰下症：嗳气频频，上腹部痞满，头晕目眩，心烦不寐，二便调。舌淡苔白腻，脉缓。证属太阴厥阴胃虚，故予旋覆代赭汤和胃化痰、镇肝降逆。

处方：旋覆花 10g，党参 10g，生姜 30g，代赭石 10g，炙甘草 10g，半夏 10g，大枣 10g，4 剂，自煎，日 1 剂，分早晚温水冲服；并配合针刺疗法（太冲、行间穴）。

二诊（2014 年 8 月 1 日）：患者诉药后诸症皆减，偶有心烦，故在上方基础上加淡豆豉 10g，生栀子 5g，郁金 10g，再进 3 剂。

三诊（2014 年 8 月 4 日）：患者诸症已除，临床告愈，嘱其调畅情志。

按：患者年过七七之女性，《黄帝内经》有云："女子七七任脉虚，太冲脉衰少，天癸竭，地道不通，故形坏而无子也。"故中阳渐不足，加之平素工作烦劳之事过多，思虑过度，肝气运行不畅，肝气犯胃，脾胃升降失司，故见痞满；浊阴上逆，而见嗳气频频，头晕目眩；肝火扰神，故见心烦不寐；结合其舌淡苔白腻，脉缓。证属太阴厥阴胃虚，故予旋覆代赭汤和胃化痰、镇肝降逆。方中旋覆花味咸性微温，能升能降，功专消痰下气，软坚散结；代赭石平肝镇逆，二者同用，镇肝和胃，降逆化浊，为治气逆之主药；半夏、生姜辛温，走而不守，和胃化痰而消心下痞满；党参、甘草、大枣补脾益胃以扶正治虚。诸药并用，可镇肝降逆、和胃化痰、散饮消痞、嗳气得除。配合针刺，达到疏通经络、调和阴阳、扶正祛邪的作用。所选取的太冲、行间穴均属足厥阴肝经，可加强疏肝理气之功。二诊患者偶有心烦，故加淡豆豉 10g，生栀子 5g，郁金 10g，以增强清宣郁热，除烦安神之功。

小 结

以上，《伤寒论》中仲景论"噫"条文虽然较少，但其论述噎病之病因、病机、治法、方药等内容已较完整，笔者通过归类、分析，得以总结出仲景诊治噎病之证治规律，并在六经辨证理论之"实则阳明，虚则太阴"指导下，对"噎"病以虚为主之特点，将其辨证分为太阴胃虚食滞证、太阴厥阴胃虚证二个证型，以经方联合中医外治法进行辨治，临床常获佳效，便于临床推广应用。

第五章 反 胃

"反胃"，又称"胃反"，首见于《金匮要略·呕吐哕下利病脉证治》篇，其临床特征为"朝食暮吐，暮食朝吐"，宋代以后多以"反胃"命名。通过对张仲景有关"胃反"条文进行归类、分析、整理，进一步探寻其论治"胃反"之证治规律，并结合笔者自身三十余年六经辨证脾胃病之诊治经验，提出了六经"反胃"病证候特点与辨治方法，以利于更好地指导临证应用。

第一节 张仲景论胃反之机理探微

胃反病之病名、病机、证候特征及治法方药，张仲景在《金匮要略·呕吐哕下利病脉证治》均有明示，且在《伤寒论》第120条亦有论及。

一、张仲景论胃反相关条文

《金匮要略·呕吐哕下利病脉证治》第3条："问曰：病人脉数，数为热，当消谷引食，而反吐者，何也？师曰：以发其汗，令阳微，隔气虚，脉乃数，数为客热，不能消谷，胃中虚冷也。脉弦者，虚也。胃气无余，朝食暮吐，变为胃反。寒在于上，医反下之，今脉反弦，故名曰虚。"

第 5 条："趺阳脉浮而涩，浮则为虚，涩则为伤脾，脾伤则不磨，朝食暮吐，暮食朝吐，宿谷不化，名曰胃反。脉紧而涩，其病难治。"

第 16 条："胃反，呕吐者，大半夏汤主之。大半夏汤方半夏二升，洗完用，人参三两，白蜜一升。上三味，以水一斗二升，和蜜扬之二百四十遍，煮取二升半，温服一升，余分再服。"

第 18 条："胃反，吐而渴欲饮水者，茯苓泽泻汤主之。茯苓泽泻汤方茯苓半斤，泽泻四两，甘草二两，桂枝二两，白术三两，生姜四两。上六味，以水一斗，煮取三升，内泽泻，再煮，取二升半，温服八合，日三服。"

《伤寒论》第 120 条："太阳病，当恶寒发热，今自汗出，反不恶寒发热，关上脉细数者，以医吐之过也。一二日吐之者，腹中饥，口不能食；三四日吐之者，不喜糜粥，欲食冷食，朝食暮吐，以医吐之所致也，此为小逆。"

二、张仲景论胃反机理探讨

张仲景主要从胃气虚来论述胃反病理机制，但又可细分为平素胃气弱虚，再误治更伤胃阳，水谷不运而致胃反；与因胃虚水停所致胃反两类证型。

1. 太阳误治伤胃致胃反

太阳病误治损伤胃阳，水谷不运而致胃反，正如《伤寒论》第 124 条："……朝食暮吐，以医吐之所致也。"此为平素胃气虚弱，误用吐法复伤胃阳，阳气虚损无力运化水谷，因而变成"朝食暮吐"之胃反。《金匮要略·呕吐哕下利病脉证治》还有或因误用汗法，更伤阳气，中焦阳气一伤再伤，阳气微弱，脉象变数，而成"客热"，此时之"客热"不仅不能消谷，还显示出胃虚且寒，胃失顺降反逆上行而致胃反呕吐；或由误下反出现脉弦，同样可见胃反呕吐者，其脉弦主寒当弦而无力，为胃虚寒所应，阳气所存不多，无力运化水谷，而变生"朝食暮吐"之胃反。误治途径各不同，然损伤中阳则一，均可致胃反呕吐。此外，食滞胃中，则可见心下痞满；脾阴不能濡润大肠，则见大便燥结如羊屎，而反复呕吐，食少，精微乏源，则身体日渐消瘦。

2. 胃虚停饮而致胃反

阳明病胃虚水饮内停于胃，胃气上逆而见胃反呕吐；其水停胃中，有碍脾气运化之功，津液不能上承，故渴欲饮水，水停越多则胃反呕吐愈甚，而渴亦未能得止。此正如《金匮要略·呕吐哕下利病脉证治》之第18条"胃反，吐而渴欲饮水者，茯苓泽泻汤主之"。胃失通降，脾不运化，所进饮食，潴留于胃，胃中水谷盛满，则上溢为吐，其所吐之物皆为未经消化的食物，故称为"宿谷"。脉象紧而涩，紧脉主寒盛，涩脉为气血津液亏损之象，气血不足，而又有阴寒在，则津液不生，变为燥化是谓"寒燥"。阴阳气血俱虚，在上为胃反呕吐，在外为形体羸瘦，在下则粪如羊屎，此为胃反病后期，预后不良，故言"其病难治"。

第二节　张仲景治胃反方药析要

仲景治胃反方药，可见于《金匮要略·呕吐哕下利病脉证治》中大半夏汤与茯苓泽泻汤二方。

一、治太阳误治伤胃胃反重用夏参

太阳误治损伤胃阳之胃反呕吐者，张仲景治用大半夏汤。方中半夏化饮降逆，人参、白蜜润燥补虚，三药合用，可达降逆润燥之功。其中，重用半夏多达二升，降逆散结之力宏效专；不用生姜却选人参，系因其呕已久，久病必虚，而取人参之补以"推扬谷气"。正如《心典》所言："胃反呕吐者，胃虚不能消谷，朝食而暮吐也。又胃脉本下行，虚则反逆也。故以半夏降逆，人参、白蜜益虚安中。东垣云：辛药生姜之类治呕吐，但治上焦气壅表实之病；若胃虚谷气不行，胸中闭塞而呕者，惟宜益胃推扬谷气而已，此大半夏汤之旨也。"

二、治阳明胃虚水停胃反治以苓姜

阳明胃虚水停而胃气上逆之胃反呕吐者，仲景治以茯苓泽泻汤，方中茯苓、泽泻、白术健脾渗湿，桂枝、生姜、甘草和胃降逆，全方诸药合用共奏辛甘化阳之功，促进停饮从前阴而去。

本方实为五苓散之变化，去清热利尿之猪苓，而加生姜、甘草，其辛甘温散、和胃止呕之力增强，并重用茯苓（半斤）以增通利渗下水饮之功。

第三节　反胃病六经辨治临床应用

反胃病临床可见于不完全性幽门梗阻、胃癌等疾病，病程多较长，病情较复杂，以虚证或虚实夹杂证居多，为难治之疾。笔者依据六经辨证理论，结合多年临证实践，将反胃辨证分为太阳误治伤胃、阳明胃虚水停两个证型。

一、太阳误治伤胃反胃证

症状：朝食暮吐，暮食朝吐，宿谷不化，食少，心下痞满，大便燥结如羊屎，小便尚调，舌淡苔薄白，脉弦。

治法：温养胃气，降逆润燥。

方药：大半夏汤（半夏60g，人参20g，白蜜100mL）。

方中半夏化饮降逆，人参、白蜜润燥补虚，三药合用，可达降逆润燥之功。

加减：痞满甚者，加枳实、厚朴；大便燥结甚者，加生大黄。

外治：雷火灸法（脾俞、胃俞等穴）。

雷火灸法指使用赵氏雷火灸，通过燃烧透皮吸收，起到通经活络，活血化瘀，消肿止痛，温经散寒，扶正祛邪之效，达到治疗疾病目的的方法。所选取的脾俞、胃俞穴，为病位所在，故可加强其温养胃气、降逆润燥之效。

二、阳明胃虚水停反胃证

症状：呕吐与口渴反复交替出现，呕吐物为水饮与食物混杂，伴头眩、心悸，或有浮肿，大便溏薄或不畅，舌淡红，苔薄而润，脉缓滑。

治法：温胃化饮，降逆止呕。

方药：茯苓泽泻汤。

组成：茯苓 60g，泽泻 20g，白术 20g，桂枝 10g，生姜 60g，甘草 10g。

方中茯苓、泽泻、白术健脾渗湿，桂枝、生姜、甘草和胃降逆，诸药合用共奏辛甘化阳之功，促进停饮从小便而去。

加减：浮肿甚者，加猪苓。

外治：穴位贴敷法我院自制胃工号方（由川椒、细辛、干姜、附子、元胡等按 1∶1∶1∶1∶1 研磨成粉，姜汁调成糊状，外敷于特定穴位）（神阙、中脘等穴）。

穴位贴敷法，既有穴位刺激作用，又通过皮肤组织对药物有效成分的吸收，发挥明显的药理效应，因而具有双重治疗作用。所选穴位，中脘为胃之募穴，神阙为温补元阳要穴，故两穴合用，可增强温胃化饮，降逆止呕之功。

现代医学如幽门梗阻、胃部肿瘤、十二指肠淤积症、胃黏膜脱垂症、胃溃疡、十二指肠溃疡等病中，出现以朝食暮吐、暮食朝吐等症状者，均可按本法辨证施治。

第四节　反胃病六经辨治病案举隅

一、太阳误治伤胃反胃案

江某，男，58岁，农民。

初诊（2015年2月26日）：患者因行肠切除吻合术后出现呕吐1年余，近期不慎感受外邪后，医家妄用汗法而致呕吐加剧，每餐所进食的食物约2～3小时后必吐出，无胸痛、心悸，无尿频、尿急、尿痛、肉眼血尿，无腹泻、黏液脓血便、黑便等症。辰下症：呕吐，腹部胀满，大便干结，小便尚调，夜寐安，形体消瘦，舌淡苔薄白，脉弦。证属太阳误治伤胃反胃，故予大半夏汤温养胃气、降逆润燥。

处方：半夏60g，人参20g，白蜜100mL，5剂，日1剂，水煎分2次温服；并配合雷火灸（脾俞、胃俞穴）。

二诊（2015年3月2日）：患者药后，进食食物后未再吐出，仍有腹部胀满、大便干结等症，故在原方基础上，加生大黄9g，枳实10g，再进3剂。

三诊（2015年3月5日）：患者诸症解除，嘱其加强营养饮食以顾后本。

按：患者为中老年男性，脏腑虚弱，脾肾阳气已虚，此次误用汗法，更伤中焦之阳气，脾虚失运，故而呕吐加剧；脾胃虚冷，虚阳躁动于里，热灼津液，肠燥津亏，故大便干结，结合患者舌淡苔薄白，脉弦，当属太阳误治伤胃反胃之证，为本虚标实。故予大半夏汤温养胃气、降逆润燥。方中半夏化饮降逆，人参、白蜜润燥补虚，三药合用，可达降逆润燥之功。并配合雷火灸治法，即利用药物燃烧时的热量，通过悬灸的方法刺激相关穴位，其热效应激发经气，使局部皮肤腠理开放，药物透达相应穴位内。而所选的脾俞、胃俞穴，可加强其温经散寒，散扶正祛邪之效。二诊患者呕吐已除，考虑中焦阳气渐复，而仍有腹部胀满、大便干结，考虑腑气仍不通畅，故加用生大黄、枳实之品，以通腑降气。

二、阳明胃虚水停反胃案

卢某，男，76岁，农民。

初诊（2015年11月2日）：患者呕吐3年余，于外院完善相关检查后诊断为"慢性非萎缩性胃炎"。其呕吐时间较为不固定，多为每天吐一次。无呕血、黑便，无发热、恶寒，无胸闷、胸痛等。辰下症：呕吐与口渴反复交替出现，呕吐物为水饮与食物之混杂，伴全身浮肿，大便溏薄，舌淡红，苔薄而润，脉缓滑。证属阳明胃虚水停反胃，故予茯苓泽泻汤温胃化饮、降逆止呕。

处方：茯苓60g，泽泻20g，白术20g，桂枝10g，生姜60g，甘草10g，3剂，日1剂，水煎分2次温服；并配合穴位贴敷（神阙、中脘穴）胃工号方。

二诊（2015年11月7日）：患者诉药后呕吐消失，大便略溏，仍有全身浮肿。守上方加猪苓10g，再进3剂。

三诊（2015年11月10日）：患者诸症基本消失，呕吐未复发。

按：患者为古稀老人，平素饮食常不节，中焦脾胃阳气已虚，水气不化，聚内停胃，胃气上逆而见胃反呕吐；其水停胃中，有碍脾气运化之功，津液不能上承，故口渴；水湿泛溢肌肤，故见全身浮肿，结合其舌淡红，苔薄而润，脉缓滑，证属阳明胃虚水停反胃，故予茯苓泽泻汤温胃化饮、降逆止呕。方中茯苓、泽泻、白术健脾渗湿，桂枝、生姜、甘草和胃降逆，全方诸药合用共奏辛甘化阳之功。而加之穴位贴敷疗法，此法既有穴位刺激作用，又通过皮肤组织对药物有效成分的吸收，发挥明显的药理效应，因而具有双重治疗作用，而选用的神阙、中脘穴，可加强温补中焦阳气之功。二诊患者仍有浮肿，故加猪苓，以加强温阳利水之效，促进停饮从前阴而去。

小 结

　　反胃，现临床中多定义为"饮食入胃，宿谷不化，经过良久，由胃返出之病"，病机多认为饮食不当或忧愁思虑等致脾胃虚寒，胃气上逆而发病。笔者通过对张仲景所论"胃反"条文进行归类、分析研究，发现其主要从胃气虚来论述胃反的病理机制，但又可细分为平素胃气弱虚，再误治更伤胃阳，水谷不运而致胃反；与因胃虚水停所致胃反两类证型。故运用六经辨证，余临床将之分为太阳误治伤胃反胃证、阳明胃虚水饮反胃证两大证型，并运用经方联合中医外治疗法，临床疗效应验，值得进一步研究与推广。

第六章　胃脘痛

胃脘痛当前临床多以寒邪客胃、饮食伤胃、肝气犯胃、湿热中阻、瘀血停胃、胃阴亏耗、脾胃虚寒等论治，临证若较为复杂时，或有不中。胃脘痛，在《伤寒论》中又称为"心痛""心下痛"，笔者临证三十余年，在诊治胃脘痛中，以六经辨证理论为指导，常从虚实入手，以辨虚实为纲，按"首辨虚实""次辨寒热""再辨气血"的"三步诊治法"论处，具有辨证简明，论治疗效较佳等特点，现总结如下：

第一节　六经胃脘痛机理探微

一、胃之生理特点

脾胃为一体，大象属土。《素问·五脏别论》云："所谓五脏者，藏精气而不泻也，故满而不能实；六腑者，传化物而不藏，故实而不能满也。"脾为脏属太阴，脾以津为功；津者，阴也，故脾为土之阴，为阴土，据脾藏精气而不能泻，虑其能输布水谷精气之功，故脾当以升为健。

胃为腑属阳明，胃以动为功；动者，阳也，遂胃为土中之动阳，为阳土，胃虽属阳，阳当升，但据六腑传化糟粕，腐熟食物之生理特点，其应以降为顺。正常情况下脾胃二者关系为升降相因，燥湿互济，而达阴阳协调。

二、胃脘痛之六经虚实病机

胃脘痛之病机可简括为"不通则痛""不荣则痛"，正如《素问·举痛论》："帝曰：愿闻人之五脏卒痛，何气使然？岐伯对曰：经脉流行不止，环周不休，寒气入经而稽迟，泣而不行。客于脉外则血少，客于脉中则气不通，故卒然而痛。"此言寒客于脉中，经气流转受阻涩，气机不通，不通则痛，为实证；寒客于脉外，气虚血少，组织失养，而致不荣则痛，为虚证。又如《素问·举痛论》所说"脉泣则血虚，血虚则痛"，亦为"不荣则痛。"

大凡寒客经脉、燥热内结、肝郁气滞、痰瘀停积等各种病邪阻滞经络脉道，气血运行不畅均可致痛，古人谓之"不通则痛"，属实证，若发于胃，则为胃脘痛之实证。人之脏腑经脉气血失养所致"不荣则痛"为虚证，若发于胃当属胃脘痛之虚证。

据六经辨证理论，清代医家柯韵伯提出："实则阳明，虚则太阴。"言简意赅，高度地概括了阳明、太阴的病变规律，因而，可将胃脘痛实证归属阳明病；虚证则属太阴；而居二者之间之虚实夹杂证则多属少阳。

第二节　六经胃脘痛治法方药析要

凡实邪阻滞所致之胃脘痛，祛其邪、通其闭、化其痰、理其气、逐其瘀，使邪去而脏腑经络气血气机运行恢复通畅，其痛即愈，此为"通则不痛"。然临证仍有胃脘痛者，通之而痛不解，故知：痛非尽为不通，不可概以"通"为治，如《医学真传·心腹痛》谓："所痛之部，有气血阴阳之不同，若概以行气消导为治，漫云通则不痛……若必以下泄为通，则妄矣。"通之而痛，非不通也，是不荣也，乃脏腑经络失养、气血不荣而作痛。故补养脏腑经脉，使气血得荣，其痛乃愈。此胃脘痛为"不荣则痛"，治当以"荣则不痛"为要。

综上，胃脘痛之阳明、太阴虚实病机为"不通则痛"与"不荣则痛"；其辨治关键应立足于"通"和"荣"，"不通则痛""通则不痛"言其实；"不荣则痛""荣则不痛"言其虚；而从阳明、太阴虚实两端，再加之少阳虚实证，则胃脘痛之六经辨治机理遂已完备。

一、首辨阳明太阴虚实以之为纲

虚实之评判标准，正如《素问·通评虚实论》所定："邪气盛则实，精气夺则虚。"而在《素问·举痛论》："寒气入经而稽迟，泣而不行，客于脉外则血少，客于脉中则气不通，故卒然而痛。"明确指出：前者气血不荣则痛，后者气血不通则痛，此系虚实疼痛病机之总纲。一者寒邪凝滞，入经可使脉中气血运行不畅，"不通则痛"为阳明实痛；二者寒邪收引，使经脉收引，气血运行不足，脏腑不得充分濡养，气血亏虚，"不荣则痛"而为太阴虚痛；三虚实之间为少阳虚实证。

1. 胃脘痛之阳明实证

张仲景尤其重视虚实痛之辨治，其在《金匮要略·腹满寒疝宿食病脉证治第十》："病者腹满，按之不痛为虚，痛者为实。"实者，如《伤寒论》第138条："小结胸病，正在心下，按之则痛，脉浮滑者，小陷胸汤主之。"此为邪热气实、气机不通则痛，多属实证。故胃脘痛属实证者，治以小陷胸汤加减，清热化痰，宽胸散结，方中黄连清热泻火，半夏化痰开结，二药合用，辛开苦降，善治痰热内阻，更以瓜蒌荡热涤痰，宽胸散结。辛开苦降，既消痰热之结，又开气郁之痞。三药共奏清热化痰，宽胸散结之功。

2. 胃脘痛之太阴虚证

《伤寒论》第100条："伤寒，阳脉涩，阴脉弦，法当腹中急痛，先与小建中汤，不差者，小柴胡汤主之。"为正气虚，胃络失其所荣则痛，故胃脘痛之虚证，治方用小建中汤温中健脾、调和气血。

3. 胃脘痛之少阳虚实夹杂证

上条"若不差者，小柴胡汤主之"，为邪正相争，气机不畅，属胃脘痛少阳虚实夹杂证，治用小柴胡汤，扶正祛邪，疏利少阳枢机，通达三焦，和畅气机。

二、次据体质，辨兼寒热

胃脘痛者还需结合患者体质，分辨寒热。即如《伤寒论》第7条"病有发热恶寒者，发于阳也；无热恶寒者，发于阴也"所言。

1. 胃脘痛阳明实证兼热

阴虚者多从热化，为"发于阳"，见于胃脘痛之阳明证兼热证者，其治可加黄芩汤以清其热实。如《伤寒论》第172条："太阳与少阳合病，自下利者，与黄芩汤，若呕者，黄芩加半夏生姜汤主之。"方中黄芩苦寒，清热止利；芍药味酸，敛阴和营止痛；甘草、大枣和中缓急。诸药合用，共奏清热止利、和中止痛之功。取芩、芍清胃热以和中，草、枣缓急以止胃脘痛，而非取其止利之功，当属活用经方。

2. 胃脘痛太阴虚证兼寒

阳虚者多从寒化，为"发于阴"，多见于胃脘痛之太阴证兼寒者，其治可加用理中汤，尤其重用干姜以温中散寒，此正如《伤寒论》第386条"……寒多不用水者，理中丸主之"以及"寒者，加干姜，足前成四两半"所论。

3. 胃脘痛少阳虚实夹杂证、寒热错杂

胃脘痛属少阳虚实夹杂证而体质介于寒热之间者，即寒热错杂，可予半夏泻心汤交通阴阳、调理脾胃。此正如《伤寒论》第149条"……但满而不痛者，此为痞，柴胡不中与之，宜半夏泻心汤"，方以半夏为君，和胃降逆止呕，合干姜之辛温，温中散寒；黄连、黄芩苦寒泻降，清热和胃，佐以人参、甘草、大枣甘温调补，补脾胃之虚以复其升降之职。全方寒温并用，辛开苦降，攻补兼施，阴阳并调，是为和解之剂。

三、再依病程症状，以分气血

最后根据病程长短、症状特征等再辨病之在气分或在血分，病之初多在气，病久多入血分。

1. 胃脘痛之在气分者

胃脘痛病以气分为主者，如《金匮要略·水气病脉证治第十四》"……阴阳相得，其气乃行，大气一转，其气乃散"所论，在气分病者多为阳虚阴盛，阳气不通，阴阳不相得而所致，其治以温阳散寒、温通阳气，使其阴阳平衡，阳气得复，气机得畅，而病气自散，如"心下坚，大如盘，边如旋盘，水饮所作，枳术汤主之"。故胃脘痛在气分者，其治可兼用枳术丸，气行而痛除。方中枳实下气消痞，前人谓其有"推墙倒壁"之功，"心下坚"乃痞之甚极，故重用枳实达7枚之多。白术是经方中治水要药，可健脾化饮，枳、术二者合用，以行气散结，而用治胃脘痛在气分者。

2. 胃脘痛之入血分者

胃脘痛兼见血分者，如《金匮要略·惊悸吐衄下血胸满瘀血病脉证治第十六（十）》："病人胸满，唇痿舌青，口燥，但欲漱水不欲咽，无寒热，脉微大来迟，腹不满，其人言我满，为有瘀血。"（十一）"病者如热状，烦满，口干燥而渴，其脉反无热，此为阴伏，是瘀血也，当下之。"故胃脘痛在血分属胃络瘀阻者，可兼以旋覆花汤治之。方用旋覆花三两、葱十四茎、新绛少许。方中新绛，《神农本草经》未载，梁代陶弘景称绛为茜草，谓新绛为新刈之茜草，后世多从。而茜草主入肝经，功专活血化瘀，通络止痛，为治肝脏气血瘀滞疼痛之常用之品。是方之功在于行气活血、通阳散结而治胃脘痛兼在血分者。

第三节　六经胃脘痛应用

胃脘痛从六经辨治可分为阳明实证、太阴虚证、少阳虚实证三大证型。

一、胃脘痛之阳明实证

症状：胃脘疼痛，痛有定处，拒按，脘闷灼热，伴恶心欲呕，食少纳呆，身重困倦，小便短黄，舌质红，苔黄腻，脉滑。

治法：通络活血，理气和胃。

方药：小陷胸汤加减。

组成：黄连 6g，半夏 10g，瓜蒌 10g。

方中全瓜蒌甘寒，清热涤痰，宽胸散结，用时先煮，意在"以缓治上"而通胸膈之痹；黄连苦寒泄热，半夏辛温化痰散结。全方辛开苦降，既消痰热之结，又开气郁之痞。

加减：兼热甚者，加黄芩、芍药。

外治：拔罐放血疗法（胃俞、脾俞穴）。

拔罐疗法，具有调畅气机、调和气血之功效；放血法可用于阳热盛则血盛者，其以泄热而减少血盛，使机体的气血趋于正常。所选之的脾俞穴、胃俞穴运用此法，可直达病所，祛除内热，使机体平和，气血得以通畅，通则不痛，故胃痛自除。

二、胃脘痛之太阴虚证

症状：胃痛隐隐，喜温喜按，劳累或饮食不慎后易加重或发作，纳呆，疲倦乏力，少气懒言，四肢不温，大便溏薄，舌淡或有齿印，苔薄白，脉沉弱。

治法：健脾益气，和胃止痛。

方药：小建中汤加减。

组成：饴糖 20g，桂枝 10g，芍药 10g，炙甘草 10g，生姜 10g，大枣 10g。

方中重用饴糖温中补虚，和里缓急，桂枝温阳散寒，芍药和营益阴，姜枣温胃止痛，炙甘草调中益气。诸药合用，共奏温养中气，平补阴阳，和胃止痛之功。

加减：兼寒较显，加干姜、白术、党参。

外治：热敏灸（关元、足三里等穴）。

热敏灸，即通过悬灸的方法刺激相关穴位，其热效应激发经气，使局部皮肤腠理开放，药物透达相应穴位内，从而达到健脾益气、和胃止痛之效。所选取的关元穴，为血液循环的强壮刺激点，又为先天气海，元阴元阳在此交会，虚证用灸，具有培元固本、健脾益气之功；足三里为保健要穴，具有健脾和胃之功效。

三、胃脘痛之少阳虚实兼杂证

症状：胃脘胀痛，食后更甚，症状因情绪因素诱发或加重，嗳气频作，伴口干、口苦，胸闷不舒，神疲乏力，纳少，大便稀溏，舌淡红苔薄白或薄黄，脉弦细。

治法：疏肝解郁，理气止痛。

方药：小柴胡汤加减。

组成：柴胡 10g，黄芩 10g，姜半夏 10g，生姜 10g，炙甘草 5g，大枣 10g，党参 10g。

方中柴胡味苦微寒升阳达表；黄芩苦寒养阴退热；半夏辛温，能健脾和胃，以散逆气而止呕；党参、甘草以补正气而和中，姜、枣之辛甘，温补和中。全方扶正祛邪，疏利少阳枢机，通达三焦，和畅气机。

加减：肝郁日久致瘀，舌质暗红或有瘀点，加旋覆花、茜草。

外治：针刺疗法（中脘、内关、足三里等穴）。

针刺选足三里穴用平补平泻法，中脘、内关用泻法；足三里为足阳明胃经下合穴，"合治内府"，可疏调胃府气机，和胃止痛。中脘为胃之募穴，腑之所会，可健运中州，调理气机。内关宽胸解郁，行气止痛，三穴合用可通络活血、理气止痛。

现代医学中如急性胃炎、慢性胃炎、胃溃疡、十二指肠溃疡、功能性消化不良、胃黏膜脱垂等病，以上腹痛疼痛为主要症状者，属中医学胃脘痛范畴，均可按本法辨证论治。

刘启华等认为，功能性消化不良之上腹痛综合征，可按中医"胃脘痛"从"虚实"论治，从而将其分为"实证""虚证""虚实夹杂证"三大证，并运用经方加减治疗，而取得较佳疗效。

第四节　六经胃脘痛治验举隅

一、胃脘痛之阳明实证兼热在气分案

孙某，男，36 岁，农民。

初诊（2014 年 5 月 12 日）：患者胃脘胀痛 5 年余，常以情绪波动或进食后尤甚。辰下症：胃脘胀痛，按之痛剧，反酸、恶心、欲呕，纳可，寐安，二便自调，舌红，苔薄黄腻，脉滑。证属邪热气实，治以清热化痰、行气散结，拟用小陷胸汤合枳术丸加减。

处方：黄连 10g，姜半夏 20g，瓜蒌 10g，枳实 10g，白术 50g，大枣 10g，生姜 10g，5 剂，日 1 剂，水煎，分 2 次温服。并配合拔罐放血疗法（胃俞、脾俞等穴）。

二诊（2014 年 5 月 17 日）：胃脘胀痛已减，仍时有反酸，无恶心欲呕，纳可，寐安，舌淡红，苔薄白，脉弦细，上方加党参 20g，姜 20g，再进 7 剂。

三诊（2014 年 5 月 24 日）：患者胃脘痛已除，按之不痛。

上方再进 7 剂以图长效。

　　按：患者男性，平素情志多有不畅，气机郁结，郁久化热而结于心下，故见胃脘部胀痛、按之反痛，正与《伤寒论》之小结胸证相符，舌红、苔黄腻，脉滑，实为痰热内实之征象，故辨为实证、热结、在气分之证，予小陷胸汤合枳术丸加减。方中连、夏辛开苦降，和中降逆，瓜蒌行气散结以止痛；再加用枳、术以增行气散结之功，诸药合用，共奏清热化痰，宽胸散结之功，并配合拔罐放血疗法（胃俞、脾俞等穴）以加强调和气血之功。二诊加用党参、干姜以健脾和胃而图治本。

二、胃脘痛之少阳虚实夹杂、寒热错杂证在血分案

　　蒋某，女，50 岁，个体。

　　初诊（2014 年 6 月 18 日）：患者胃脘部闷痛，反复不适已 7 载。辰下症：胃脘闷痛，夜间较甚，反酸嗳气，口干，口苦，纳食略减，乏力，四肢欠温，夜寐欠佳，大便日行一二次，质偏溏，小便尚调，舌淡红苔薄黄，脉弦细。证属虚实夹杂、寒热错杂、气机不畅、在血分之症，治以辛开苦降，疏通气机兼以化瘀，属寒热平调、攻补兼施之剂。

　　处方：柴胡 10g，黄芩 10g，姜半夏 10g，黄连 3g，干姜 10g，炙甘草 5g，大枣 10g，党参 10g，旋覆花 20g，茜草 10g，5 剂，日 1 剂，水煎，分 2 次温服。并配合热敏灸（关元、足三里等穴）。

　　二诊（2014 年 6 月 23 日）：胃脘偶有闷痛，嗳气、反酸减轻，口干、口苦好转，四肢欠温，纳寐一般，大便偏稀，舌淡红苔薄黄，脉弦细。守上方 5 剂。

　　三诊（2014 年 6 月 28 日）：患者仍稍感四肢欠温，余诸症消失。守原方再进 5 剂，并嘱患者少食生冷瓜果。

　　按：患者女性，平素饮食不节，脾气受损，伤及脾阳，虚寒内生，寒性凝滞，故胃脘痛；脾胃虚弱，运纳失司，则纳

呆；脾阳虚，阳气不能外达则四肢欠温；脾阳虚，湿浊内生，脾胃升降失调，进而影响少阳枢机不利，肝郁而化热，上扰于上焦，则口干、口苦，久病入络，而见脘痛夜间尤甚。是证为脾虚肝旺、气机不畅，而属虚实兼杂以虚为主、寒热错杂之证，病已入血分。故治用小柴胡汤合旋覆花汤加减，以达辛开苦降、寒热平调之功；并配合热敏灸（关元、足三里等穴），以加强疏通气机，兼化瘀通结之目的。

三、胃脘痛之太阴虚证兼寒在气分案

郭某，女，60岁，农民。

初诊（2014年6月6日）：患者胃脘隐痛，反复不已5年。辰下症：胃脘隐痛，食后脘胀，偶有反酸，纳少，头晕，精神疲倦，寐差，二便调，舌淡、苔薄白，脉细弱。证属脾胃虚寒，在气分。治以温中健脾，和胃止痛。方用小建中汤合枳术丸加减。

处方：桂枝10g，白芍20g，枳实10g，炒白术50g，饴糖30g，红枣10g，生姜10g，炙甘草6g，5剂，日1剂，水煎分2次温服。并配合针刺疗法（中脘、内关、足三里等穴）。

二诊（2014年6月11日）：患者胃脘痛已减，纳食已增，时有头晕，腰部酸痛、怕冷，寐安，舌淡、苔薄白，脉细。予前方加怀牛膝15g，杜仲20g，淫羊藿20g。进服7剂。

三诊（2014年6月18日）：患者胃脘不适已除，无头晕，腰酸痛减轻，寐安，舌淡苔薄白，脉细。予上方7剂。

四诊（2014年6月25日）：患者精神佳，腰部劳累后稍感酸痛，纳尚可。再服7剂固其本，嘱患者注意休息，切勿过劳。

按：患者为年过花甲之女性，脏腑气血本已渐衰，加之平素饮食不节，损伤脾胃，脾胃为后天之本，气血化生之源，化生乏源则气血不足，不荣则痛，故发胃脘痛；气血不养清窍，则头晕；脾胃失于运纳，则纳少；胃不和则卧不安；结合舌脉，辨为脾胃虚寒而在气分之证，方选小建中汤合枳术丸加减，治以温中健脾、和胃止痛。针刺疗法（中脘、内关、足三里等穴）以加强通络活血、理气止痛之效。二诊见有腰痛，虑其年老加之平素劳作过度，筋骨不健，而增牛膝、杜仲、淫羊藿以温补肝肾，强壮筋骨，为治本之作。

四、胃脘痛之太阴虚证兼寒入血分案

陈某，男，75岁，农民。

初诊（2014年8月16日）：患者平素胃脘疼痛，反复不已已10年。辰下症：胃脘隐痛，食后明显，夜卧胃脘痛加重，喜温、喜按，口干，不喜饮，疲乏，四肢欠温，纳可，寐安，二便自调，舌淡暗、苔薄白，脉细弱。证属脾肾阳虚，兼在血分。治以温补脾肾，散寒止痛，兼化瘀通络，方拟小建中汤合附子理中汤加减。

处方：桂枝10g，白芍20g，附子15g，干姜10g，党参15g，白术15g，炙甘草6g，大枣10g，生姜10g，茜草10g，旋覆花20g，7剂，日1剂，水煎，分2次温服。并配合隔姜灸（肾俞、脾俞等穴）

二诊（2014年8月23日）：患者脘痛已减，但纳食减少、恶心、欲呕，口仍干，四肢欠温，寐安、二便自调，舌淡暗苔白，脉细弱。前方加香薷10g，广藿香10g，佩兰10g，进服5剂。

三诊（2014年8月28日）：患者脘痛消失，已无恶心、欲呕，纳食正常，仍四肢欠温。守上方再进5剂。正值夏季，嘱少食生冷瓜果。

按：患者为古稀之人，其肾阳已虚，进而影响脾阳，失于温煦，虚寒内生，寒凝胃脘，发为胃脘痛，喜温喜按；脾胃阳虚，虚寒内生，胃失肃降，胃气上逆，则恶心欲呕；脾胃阳虚，运纳失司，则纳食一般；胃脘痛而夜间为甚，且见口干不喜饮，舌质偏暗，则为血络瘀阻之征象。是证为脾肾阳虚，属虚证、寒证而入血分。治当以小建中汤合附子理中汤温补脾肾之阳，再加茜草、旋覆花以化瘀通络而兼治血分。并配合隔姜灸（肾俞、脾俞等穴），以增强其温肾补阳之功效。二诊正值夏季暑热之时，如《素问·热论》："先夏至日者为病温，后夏至日者为病暑。"患者年老体弱、不耐暑热，而暑湿内伤及脾胃，胃纳阻滞，故加香薷、广藿香、佩兰，芳香化湿以解暑湿。

小　结

综上，笔者认为胃脘痛病机当以"不通""不荣"为关键，"不通"者以气机失调为要，而以气滞、湿热、痰饮、瘀血等为标；"不荣"者以气血化生不足，失于濡养为本。胃脘痛之辨治，尤其重视五脏间相互联系与影响，从调畅脏腑气机与促进气血化生两大方面入手，以虚实为辨证之纲，结合人体质之寒热、病程长短等治胃痛三步法，用整体观念、天人合一思想指导辨治，从而达到"治胃痛不离其胃，但又不专拘于胃"。而终遵循六经辨证理论，以"实则阳明，虚则太阴"为依据，将胃脘痛分为阳明实证、太阴虚证、少阳虚实证三大证型，可以执简驭繁，指导临证实践。

第七章　痞　满

　　《伤寒论》论及痞满多达 82 处，遍及六病各篇，如胸满、心下痞、心下满、胸胁苦满、胁下满、腹满、腹微满、腹胀满、腹硬满、腹都满等，其位主要在腹，并涉及胸、胁，具体包括胸、胁、心下、腹中、小腹、少腹等部位，各证描述有别、治法不同。笔者通过对《伤寒论》痞满相关条文进行归纳分析，以期探寻仲景论痞满之证治规律，并结合自身三十余年临证经验，在六经辨证理论指导下，由博返约，将痞满简化概括辨证为太阳寒热痞、阳明热结腹满、太阴脏寒腹满三证，以利临证实践。

第一节　六经痞满机理探微

　　痞满，又可再细分为心下痞与腹满。心下痞，多指病在心下胃脘部，其为心下痞塞，按之较软而不痛；腹满则系腹中有胀满之感，而外无胀急之象。二者常相伴而见，不易分辨，现临床医家多一并论治。

　　本证《黄帝内经》多称为否、痞、痞满或痞塞。如《素问·五常政大论》："备化之纪……其病否。"《素问·至真要大论》："太阳之复，厥气上行……心胃生寒，胸膈不利，心痛否满。"而张仲景所著《伤寒论》在《黄帝内经》论痞满基础上，又有创新与发展，提出"满而不痛者，此为痞"，明确了痞满的概念。后世医家再有发展，如隋代巢元方《诸病源候论》之"八痞"；金元时期李东垣在《兰室秘藏》中提出："脾湿有余，腹满食不化。"朱丹溪的《丹溪心法》谓："痞者与否同，不通泰也。"明代张介宾《景岳全书》谓："痞者，痞塞不开之谓；满者，胀满不行之谓。盖满则近胀，而痞则不必胀也。"清代林珮琴《类证治裁》谓："伤寒之痞，从外之内，故宜苦泄；杂病之痞，从内之外，故宜辛散。"至此，痞满之因、机、治、法、方、药不断丰富。

一、太阳误治正伤邪入、气机不畅寒热痞

太阳病虽未直接出现痞满，但在过汗、误吐、误下后，其证常可见。究其痞满之病机，为误治伤正，正气虚而邪气内犯、腹之气机不畅，则致痞满，皆属误治后所生之病证。

1. 太阳心下痞

《伤寒论》太阳篇有心下痞，共计五大泻心汤证。

（1）论痞之成因、与结胸之鉴别

如《伤寒论》第 153 条："太阳病，医发汗，遂发热恶寒，因复下之，心下痞……"第 131 条："病发于阴而反下之，因作痞也。"论痞之体征如第 154 条："心下痞，按之濡，其脉关上浮者，大黄黄连泻心汤主之。"痞为"按之濡"，属热痞。痞与结胸证鉴别如第 149 条："伤寒五六日……若心下满而硬痛者，此为结胸也，大陷胸汤主之。但满而不痛者，此为痞，柴胡不中与之，宜半夏泻心汤。"腹满之痛与不痛为鉴别痞证与结胸之关键。

（2）热痞证治

如第 154 条："心下痞，按之濡，其脉关上浮者，大黄黄连泻心汤主之。"邪热内结于心下，治以泻热消痞之大黄黄连泻心汤。

（3）热痞兼表阳虚证治

如第 155 条："心下痞，而复恶寒汗出者，附子泻心汤主之。"心下热痞兼阳虚证，心下气机为邪热所滞而肾阳不足，治以泻热扶阳之附子泻心汤。

（4）寒热互结之痞证治

如第 149 条"……但满而不痛者，此为痞，柴胡不中与之，宜半夏泻心汤"；第 157 条"伤寒汗出，解之后，胃中不和，心下痞硬……生姜泻心汤主之"；第 158 条"伤寒中风，医反下之……心下痞硬而满……此非结热，但以胃中虚，客气上逆，故使硬也，甘草泻心汤主之"。三证均属寒热互结痞证，以太阳表证误治正伤邪陷、气机升降失司之半夏泻心汤证为其代表，治用半夏泻心汤辛开苦降、消痞开结；若中虚甚者，加重炙甘草以补中气即为甘草泻心汤证；若水热互结、干呕食臭者，加生姜重其散水之功则成生姜泻心汤证。

2. 太阳瘀热入里之太阳蓄血

太阳瘀热入里之太阳蓄血证，如《伤寒论》第 106 条："太阳病不解，热结膀胱……但少腹急结者，乃可攻之，宜桃核承气汤。"第 124 条："太阳病六七日……以热在下焦，少腹当硬满……以太阳随经，瘀热在里故也，抵当汤主之。"第 125 条："太阳病，身黄，脉沉结，少腹硬……抵当汤主之。"第 126 条："伤寒有热，少腹满……宜抵当丸。"太阳蓄血证，部位多在少腹，其性质呈急结、硬满，较痞按之濡明显有别，其多从瘀血内结论治，据血结程度不同分选桃核承气汤、抵当汤、抵当丸攻下瘀血而治之。

3. 太阳表邪未解水气内停腹满

太阳病表邪未解、水气内停之腹满证，如《伤寒论》第 28 条："服桂枝汤，或下之……心下满微痛，小便不利者，桂枝去桂加茯苓白术汤主之。"为水气阻滞气机，治以桂枝去桂加茯苓白术汤解表治里，里水得利，表证亦解；又如第 40

条:"伤寒表不解,心下有水气……或小便不利、少腹满……小青龙汤主之。"水停于下焦则少腹满,则治以小青龙汤加茯苓通利水湿;第 67 条:"伤寒,若吐若下后,心下逆满……茯苓桂枝白术甘草汤主之。"水浊之气上逆壅滞气机而见心下逆满,治以温阳健脾、利水降逆之茯苓桂枝白术甘草汤。

4.太阳汗、下后,气机不畅腹满

太阳汗下后气机不畅之腹满证,如《伤寒论》第 66 条:"发汗后,腹胀满者,厚朴生姜半夏甘草人参汤主之。"其腹满证为太阳汗后脾胃之气受损,转运失职,气滞不通,壅而作满,治以厚朴生姜半夏甘草人参汤健脾胃以除胀满;第 79 条:"伤寒下后,心烦腹满,卧起不安者,栀子厚朴汤主之。"此为伤寒下后,邪乘气滞于腹而见腹满,治以栀子厚朴汤清热止烦、宽中泄满。

以上所述,太阳病之痞满,其症不一,或见心下痞、或心下满、或少腹硬满、或腹胀满、或腹满等。其邪在气分未与有形之物相结者则为痞;若心下有水气内停则为心下满;若正伤气滞则为腹满;若入血分则成太阳蓄血之少腹满 。但细研之可见其共同点在于:病因、病机皆为太阳表证误治,正伤邪入,气机不利。因而,笔者认为太阳病误治后心下寒热互结、虚实兼杂、气机痞塞不畅之寒热痞证,即半夏泻心汤证,最能体现太阳痞满之病因、病机,考虑将其定为太阳痞满之代表证型。

二、阳明邪热内结腹满

阳明病腹满者,或因燥热内炽阳明胃肠,腑气不通;或因热邪内扰,气机壅滞;或因湿与热合,郁积于里,腹气壅滞。

1.燥热内炽阳明胃肠腹满

热结阳明,腑气不通,主要见于三大承气汤证。小承气汤证之腹满如第 208 条:"阳明病……若腹大满不通者,可与小承气汤微和胃气，勿令致大泄下。"此为里实虽满而燥结不甚，治以小承气汤微下和其胃气。大承气汤证之腹满如第254条："发汗不解，腹满痛者，急下之，宜大承气汤。"第255条："腹满不减，减不足言，当下之，宜大承气汤。"此仍里热化燥成实，治宜大承气汤泻下通腑。调胃承气汤证之腹满如第249条："伤寒吐后，腹胀满者，与调胃承气汤。"因吐后，胃气伤而虚，热邪虽已内聚，但不宜峻下，仅与调胃承气汤去其实、热，兼和胃气。三阳合病腹满证第219条："三阳合病，腹满身重……"三阳合病之腹满为热邪内盛，胃气不畅所致，热结尚未成实，不宜攻下，仅可清解阳明之热；第238条所言："阳明病……腹微满，初头硬，后必溏，不可攻之……"为阳明热结未实之腹微满，不可用攻法。

2. 阳明湿热郁积于里腹微满

阳明湿与热合，郁积于里腹微满证如第260条："伤寒七八日，身黄如橘子色，小便不利，腹微满者，茵陈蒿汤主之。"此条属阳明湿热内郁之身黄证，其重心在身黄，腹微满仅为伴随之症，故治用茵陈蒿汤利湿退黄，湿去黄退而腹满自除。"胃家实"之阳明病，"阳明居中主土也，万物所归，无所复传"，邪传阳明热将成实，故腹满是其常见症状之一。邪热内结阳明，胃肠腑实不通则见腹满。阳明腹满痛之治，重在"通下热结"，方选承气汤。阳明热结腹满者虽有大、小、调胃承气汤证之分，但其热结尚未成实者仍不宜攻下，此正体现出仲师时时不忘"保胃气"之学术思想，实开后世医家"伤寒下不厌迟"之先河。

阳明湿热内郁之腹微满，仅为湿热身黄之伴随症状，而阳明热结腹满，则可真正反映出阳明病腹满实证、热证居多之主要病理机制，故将阳明热结腹满确定为阳明病腹满之代表证型。

三、少阳枢机不利胁下痞硬

少阳病篇虽未提及腹满，但柴胡类汤证皆有论述胁下痞硬等症。

1. 太阳少阳并病心下硬

太阳少阳并病心下硬证，如第 171 条："太阳少阳并病，心下硬，颈项强而眩者，当刺大椎、肺俞、肝俞，慎勿下之。"此心下硬为邪气内结，经气不舒而致，治用针刺去邪舒经，邪去心下硬除。

2. 小柴胡汤胁下满

小柴胡汤胁下满证，如第 99 条："伤寒四五日，身热恶风，颈项强，胁下满，手足温而渴者，小柴胡汤主之。"此胁下满为邪结少阳，枢机不利而致，治用小柴胡汤和解少阳，少阳枢机得利则胁下满得除。

3. 大柴胡汤心下痞硬

大柴胡汤心下痞硬证，如第 103 条："太阳病，过经十余日，反二三下之，后四五日……呕不止，心下急……与大柴胡汤下之则愈。"第 165 条："伤寒发热，汗出不解，心中痞硬，呕吐而下利者，大柴胡汤主之。"少阳枢机不利而致心下痞硬或胁下满，治以柴胡类方疏利其气机，均可使其气机通、痞满得除。

然痞、满、痛三者性质相近，常易相混不清，但从其机理仔细分析仍易区分，如第 149 条："……若心下满而硬痛者，此为结胸也，大陷胸汤主之；但满而不痛者，此为痞，柴胡不中与之，宜半夏泻心汤。"若邪热与水互结，重在心下硬满疼痛，其病性属实证，故治用大陷胸汤攻泄水热；心下仅满且不痛，则为心下气机痞塞不利，其病性多为虚实兼杂，则治以半夏泻心汤辛开苦降、攻补兼施、消痞开结；而少阳枢机不利之痞硬满者，因其为"血弱气尽，腠理开，邪气因入，与正气相搏，结于胁下"所致，胸胁为少阳之区域，为无形邪气所搏结，故与"结胸证""痞证"等有显著不同。

四、太阴脏寒腹满

太阴属腹，太阴之病腹满为多见，故其提纲证第一症即是腹满，如第 273 条："太阴之为病，腹满而吐，食不下，自利益甚，时腹时痛。若下之，必胸下结硬。"大腹为太阴病之区域，太阴脾虚气滞常为其病机。太阴腹满之治，当以"四逆辈"温中散寒为要。

1. 太阴脏寒腹满

太阴脏寒腹满证，如第 273 条："太阴之为病，腹满而吐，食不下，自利益甚，时腹时痛。若下之，必胸下结硬。"此为太阴病"脏寒"，脾阳不运，寒湿内阻，表现为腹胀满，治宜选"四逆辈"温中散寒，中补寒散则气机得通而腹满消除。

2. 太阴之腹满时痛

太阳误下转属太阴之腹满时痛证，如第 279 条："本太阳病，医反下之，因尔腹满时痛者，属太阴也，桂枝加芍药汤主之；大实痛者，桂枝加大黄汤主之。"太阳病误下，邪陷于里，脾气不和则见腹满时痛，此已转属太阴病，治选桂枝加芍药汤调表里、和脾气，则腹满时痛可除；若下后大实痛，为肠胃腐秽积滞而致，则需桂枝加大黄汤除邪以止痛。

太阴病因其"脏寒"所致，其腹满多属虚证、寒证。虽有腹满时痛，甚见肠胃腐秽积滞之"大实痛"者，亦为本虚标实之证，故仲师在《伤寒论》第 280 条特别指出："太阴为病……设当行大黄芍药者，宜减之。"故仲景治太阴病重阳气、慎用苦寒之品的良苦用心，显而易见。太阴脏寒里虚治宜"四逆辈"之腹满，可为太阴腹满之代表证型。

五、少阴复传阳明腑气不通腹满

少阴热化水亏，或因外邪化热灼伤津液，复传阳明，腑气不通，皆可见腹胀满，即所谓"中阴溜腑"之义。如 322 条所言："少阴病六七日，腹胀不大便者，急下之，宜大承气汤。"故少阴腹满之治，当以大承气汤急下存阴。

少阴病腹胀满，常与不大便同时出现，多为阴病传阳，而成阳明腑实证，故少阴病腹胀满者，其辨治均可参照阳明热结腹满证。

六、厥阴邪实内结气机腹满

厥阴腹满者多因邪实内结气机不畅而致，如第 381 条："伤寒哕而腹满，视其前后，知何部不利，利之则愈。"是证以呃逆为标，而腹满为本，呃逆之作其机理关键在于腹满之下焦不通利，或水湿阻滞膀胱气化不利，气逆上冲于胃；或实热内结肠道，腑气不通，胃气上逆。其治正如后世医家朱肱在《类证活人书》卷十一所言："仲景无方，前部不利猪苓汤（正六十七），后部宜调胃承气汤（正四十三）。"厥阴腹满属邪实内结者，因其下焦气机不畅，或为膀胱气化不利则前阴不利；或为肠道热结腑气不通则后阴不通，前者可比照太阳膀胱蓄水证治疗；后者可循阳明热结证治之。治以攻利为先，其因前部膀胱气化不利，当利小便、逐水邪；而后部不利，则宜通大便，泻实热。水去、便通气机通利则腹满自愈，因而，厥阴腹满证可不再单列。

综上，伤寒六病各篇均可见痞满之证，究其病理机制又有不同，故其论治亦有别。

第二节　六经痞满治法方药析要

一、太阳寒热痞治以辛开苦降

太阳病之所见痞满，其症不一，或见心下痞，或心下满，或少腹硬满，或腹胀满，或腹满等症，然究其病因、病机皆为太阳表证误治，正伤邪入，气机不利。因而，太阳病误治后心下寒热互结、虚实兼杂、气机痞塞不畅之寒热痞证，治宜选辛开苦降、消痞开结之半夏泻心汤。方中半夏辛温化痰，合干姜之辛温，温中散寒，消痞结；黄芩、黄连苦寒清热和胃，泻其满；党参、大枣、甘草甘温调补，补脾胃之虚以复其升降之职。

本方取去渣再煎之法，意在使药性和合，作用协调，增其和解之功。气机调畅、寒热平调，则痞满自除。

二、阳明热结腹满治以大黄通腑降气

阳明病腹满者，多因燥热内炽阳明胃肠，腑气不通，仲景治以大、小、调胃承气汤，其三方组成皆含有大黄，且用量均多达四两，以取其攻下泻热、通腑降气之效。热结消散，腑气通条，则痞满自除。

三、太阴脏寒腹满治以四逆辈

太阴腹满，如《伤寒论》第 273 条："太阴之为病，腹满而吐，食不下，自利益甚，时腹时痛。若下之，必胸下结硬。"此为太阴病"脏寒"，脾阳不运，寒湿内阻，表现为腹胀满，治宜选"四逆辈"温中散寒，中补寒散则气机得通而腹满消除。而笔者所选用之理中汤，方中干姜温运中焦散寒；人参补气健脾，助干姜以振奋脾阳；白术健脾燥湿以运脾阳；炙甘草调和诸药。全方共奏健运脾阳、升降气机之效，则腹满诸症皆除。

第三节　六经痞满应用

笔者三十余年临证，常将痞满分析归类，由博返约，在六经辨证理论指导下，将其简化辨证为太阳痞满、阳明热结腹满、太阴脏寒腹满三个常见证。现简介如下：

一、太阳寒热痞证

症状：心下痞，但满而不痛，饥不欲食，食后腹胀，胸中烦热，口苦，大便或溏或干，舌质淡、苔薄黄或黄白相间，脉细或弦数。

治法：平调寒热，和胃消痞。

方药：半夏泻心汤。

组成：半夏 10g，黄芩 10g，黄连 3g，干姜 10g，人参 10g，炙甘草 6g，大枣 10g。

方中半夏辛温化痰，开结消痞，黄芩、黄连苦寒清热降火，干姜温中运脾，人参补中益气，大枣、甘草健脾和胃，调和诸药。全方寒热并用、攻补兼施，共奏辛开苦降，消痞散结之功。

加减：热甚，加大黄；寒甚，加附子。

外治：平衡火罐法（肺俞、胃俞等穴）。

平衡火罐法，是在传统的罐法上，增加了闪罐、熨罐、走罐等多种手法，对患者实施熨刮、牵拉、挤压、弹拨等物理刺激，以激发经气、温通经络、行气导滞。所选的肺俞、胃俞均为足太阳膀胱经穴，其中，肺俞穴善于清热，胃俞穴常于温胃，两者合用，可到平调寒热、调和阴阳之效。

二、阳明热结腹满证

症状：腹中胀满，大便不通，口渴心烦，蒸蒸发热，舌红苔黄，脉滑数。

治法：缓下热结，消痞除满。

方药：调胃承气汤。

组成：大黄 15g，芒硝 5g，炙甘草 9g。

是方以大黄苦寒以泄热通便，荡涤肠胃；芒硝咸寒泻下除热，软坚润燥；炙甘草调和黄、硝攻下泄热之力，使之和缓。全方能调和肠胃、承顺胃气，气机得畅，便通满除。

加减：腹胀甚者加厚朴；心烦者，加黄连。

外治：穴位贴敷法（神阙穴贴敷大黄、芒硝细粉）。

穴位贴敷法，既有穴位刺激作用，又通过皮肤组织对药物有效成分的吸收，发挥明显的药理效应。大黄、芒硝本具有通腑攻积之效，而将之研磨成粉，贴敷于神阙穴，力效专宏，使得腑气通降，痞满自除。

三、太阴脏寒腹满证

症状：腹满不食，喜温，遇寒加重，自利不渴，倦怠少气，四肢不温，舌质淡，苔薄白，脉细沉。

治法：补益脾胃，温中散寒。

方药：理中汤。

组成：干姜 10g，人参 10g，白术 10g，炙甘草 6g。

方中干姜温运中焦散寒为君；人参补气健脾，助干姜以振奋脾阳；佐以白术健脾燥湿以运脾阳；使以炙甘草调和诸药。全方共奏健运脾阳、升降气机之效，则腹满诸症皆除。

加减：胀满甚者，加厚朴、砂仁；寒甚者，干姜加倍；下利甚者，加茯苓。

外治：艾灸法（中脘、足三里等穴）。

艾灸疗法，是运用艾绒点燃后对准相应穴位，借助灸火的热力以及药物的作用，通过经络的传导，以起到温通气血、扶正祛邪之功效。所选取的中脘为胃之募、腑之会，穴居胃脘部，故可健运中州，调理胃气；足三里为胃的下合穴，可通调胃气，两穴远近相配，可通调腑气，二穴合用则使胃气顺降，而痞满得除。

现代医学如慢性胃炎、功能性消化不良、胃下垂等疾病，其以上腹胀满不舒为主症者，均可按本法辨证论治。

娄绍昆治疗慢性萎缩性胃炎，太阳太阴合病治以调和营卫、益气和胃，用桂枝新加汤加减治之；表现为少阳病的治以调畅少阳气机、清化痰热、利水降逆，以小柴胡汤、小陷胸汤、苓桂术甘汤等加减治疗；表现为阳明少阳合病的治以清热除烦、开结化痰、顺气降逆为主，以栀子豉汤、半夏厚朴汤、小柴胡汤加减治之；若表现为太阴病虚寒证的，治以温中补气，以黄芪建中汤加味；表现为少阴病阴虚火旺的病证，治以滋阴泻火、辛通止痛，本黄连阿胶汤合麦门冬汤方之意而治；若厥阴太阴合病则治以暖肝温胃、通阳降逆，本吴茱萸汤合理中汤方意用之。

第四节　六经痞满临证举隅

一、太阳病误治痞满案

刘某，女，33 岁，农民。

初诊（2015 年 5 月 15 日）：患者 3 天前不慎感寒后出现恶寒，发热，咽痛，咳嗽，大便干。就诊于当地卫生院，予银翘散加大黄发汗解表攻下通便治疗后，出现心下痞满。辰下症：心下痞满，纳食不振，乏力，困倦。舌红苔白厚，脉滑。属攻下太早，正伤邪陷，气机不利所致心下痞满，故予半夏泻心汤辛开苦降、行气消痞。

处方：半夏 10g，黄芩 10g，黄连 3g，干姜 10g，党参 15g，大枣 10g，炙甘草 6g，3 剂，日 1 剂，水煎分 2 次温服。并配合平衡火罐放血疗法（肺俞、胃俞穴等）。

二诊（2015 年 5 月 18 日）：患者心下痞满已除，仍感乏力，困倦。守上方加枳实 20g，白术 50g，再进 5 剂。

三诊（2015 年 5 月 23 日）：患者诸症已除，告愈。

按：患者脾胃素虚，此次外感邪热入里尚未成实，而用发汗攻下药，攻下过早损伤脾阳，而致脾胃运化失职，升降之机不利，气滞于心下而作痞满。证属寒热互结、虚实夹杂。故予半夏泻心汤辛开苦降行气消痞、温运脾阳。方中半夏辛温，燥湿化痰、散结消满；黄芩、黄连苦寒清热降气；生姜辛温散寒和胃以助半夏开结；党参、大枣、甘草甘温，补益脾气而助运化。诸药配合辛开苦降，寒热并用，攻补兼施，为和解之剂。二诊患者仍感乏力，困倦，故予加用枳实、白术以补中行气，图建后天脾胃之本。配以平衡火罐放血疗法（肺俞、胃俞穴等），能疏通经络，驱邪外出。正如《素问·血气形志》记载"凡治病必先去其血"。

二、阳明病热结腹满案

张某，女，42 岁，职员。

初诊（2015 年 6 月 8 日）：患者 2 天前因进食大量辛热油炸食品后，出现腹胀满，伴口干、口苦，无反酸、嗳气，无烧灼感，无恶心、呕吐，无胸闷、胸痛。辰下症：患者腹胀满，伴口干、口苦，纳少，小便黄，大便三日未解，夜寐欠安，舌苔黄燥起刺，脉沉实。证属阳明腑实，予大承气汤峻下热结。

处方：生大黄 6g，厚朴 12g，枳实 12g，芒硝 6g，2 剂，日 1 剂，水煎分 2 次温服。并于神阙穴贴敷大黄、芒硝粉。

二诊（2015 年 6 月 10 日）：患者腹部胀满明显减轻，大便已解，仍有口干口苦。守上方改生大黄为酒大黄 6g，加黄芩 10g，黄连 3g，再服 3 剂。

三诊（2015 年 6 月 13 日）：患者诸症已解，舌苔黄，脉沉。嘱患者清淡饮食。

按：患者为 42 岁女性，进食大量辛热油炸食品，胃肠积热，腹之气机受阻，则见腹胀满，口干、口苦；肠热炽盛伤及津液，故大便多日未解；而舌苔黄燥起刺，脉沉实皆为阳明腑实之征，故证属阳明热结腹满，治予大承气汤峻下热结。方中大黄泻热通便，荡涤肠胃；芒硝助大黄泻热通便，并能软坚润燥；厚朴、枳实行气散结，消痞除满。二诊患者大便已通，改用攻下力缓之酒大黄，并加黄芩、黄连以清中焦郁热，方药对症，患者告愈。而神阙穴贴敷大黄、芒硝粉，能通过脐部的经络循行速达病所，起到疏通经络、调达脏腑、泻热通便的作用。

三、太阴病脏寒腹满案

韩某，男，40 岁，公务员。

初诊（2016 年 4 月 13 日）：4 个月前于饮酒后出现下腹部胀闷不适。辰下症：下腹部胀满，按之不痛，每于餐后明显，进食生冷则症重，得热则舒，伴嗳气，纳可，夜寐安，二便调。舌淡、苔白腻边有齿痕，舌下络脉粗大青紫，脉濡细。证属太阴脾虚、寒湿内阻，治予理中汤加减，温阳祛湿、健脾消痞。

处方：干姜 30g，红参 10g，炒白术 30g，炙甘草 10g，茯苓 30g，生姜 10g，大枣 10g，5 剂，日 1 剂，水煎，分 2 次温服。并配合中脘、足三里等穴艾灸治疗，每日 1 次。

二诊（2016 年 4 月 18 日）：患者诸症皆减轻，守上方再进 5 剂。

三诊（2016 年 4 月 23 日）：患者无特殊不适，嘱其戒酒，少食生冷瓜果。

按：患者系中年男性，平素嗜食醇酒之品，饮食不节，伤及脾胃，脾胃虚弱，运化失常，寒湿内生，困阻脾胃，气机不利,胃失和降,则致腹满、嗳气;舌淡、苔白腻边有齿痕,舌下络脉粗大青紫,脉濡细,为寒湿困脾之征象。其腹满为太阴病脏寒而致,治故予理中汤加减,温阳祛湿,健脾消痞。方中干姜温中健脾、以运脾阳,红参补中益气健脾,白术健脾燥湿,使中焦健运,则水湿自除,茯苓健脾渗淡利湿,桂枝温阳降逆,炙甘草健脾补中,调和诸药。加之在艾灸治疗过程中其药性可通过体表穴位进入体内,渗透诸经,起到治疗作用。选取中脘、足三里两穴,可达到温通经络、温中散寒、行气活血的作用,使人体的百脉气血得以调节,加强温中散寒之效。

小 结

读《伤寒论》,见其六经各病皆有论及痞满,且现代《中医内科学》亦将痞满单列为一病,并定义为:"痞满是指自觉心下痞塞,胸膈胀满,触之无形,按之柔软,压之无痛为主要症状的病证。"笔者在六经辨证理论指导下,结合临证实践,将痞满病六经辨证分型进行简化为太阳寒热痞、阳明热结腹满、太阴脏寒腹满三证。从痞满病理机制与性质来看,实证、热证腹满者多属阳明热结腹满证;虚证、寒证则以太阴脏寒腹满证居多,此正与伤寒病"实则阳明,虚则太阴"的传变规律暗合;太阳寒热痞证又因"伤寒下之太早",致正伤邪陷,故以寒热错杂、虚实夹杂证为主。

痞满病以六经辨证分为三型,选用相应经方,并配合外治,或可为今后临床诊治该病,提供一个较好的辨证思路。

第八章 腹 痛

腹痛是指胃脘以下、耻骨毛际以上部位发生疼痛为主症的病证。在《伤寒论》中可见"腹中痛""绕脐痛""少腹满、按之痛""腹满痛""时腹自痛"等共有 16 条条文中描述腹痛之症，其在太阳篇有 4 条、阳明篇 3 条、太阴篇 2 条、少阴篇 4 条、厥阴篇 3 条。笔者通过对《伤寒论》腹痛相关条文进行归纳分析，从探腹痛之理，到寻仲景治腹痛用药之技巧，以探讨仲景论腹痛证治规律，再结合自身三十余年临证实践经验，将腹痛证简化分为阳明热结证、三阴寒结证两大证进行辨治。

第一节 《伤寒论》腹痛机理探微

腹痛之内容遍及六经各病，究其病性三阳腹痛以热证居多；而三阴腹痛则以寒证较为常见。

一、太阳腹痛证

典型太阳病本无腹痛之症，但邪在太阳，若影响在里脾胃阳气之运行，仍可见"腹中急痛"；或太阳病误治正伤邪陷，邪热与水互结，亦可见有"少腹硬满而痛不可近者。"

1. 太阳邪侵里阳气运不畅腹痛证

太阳外邪影响在里之脾胃阳气运行而致腹痛，如《伤寒论》第 100 条："伤寒，阳脉涩，阴脉弦，法当腹中急痛，先与小建中汤。"平素脾胃阳气不足，外邪伤及太阳常对内影响脾胃之阳气运行，使之不能流畅，而见腹中急痛，予小建中汤调和气血、建中止痛，则能邪从外解，而腹痛自除。

2. 太阳误治水热内结之结胸证

太阳误治后水热内结之结胸证，如第 137 条："太阳病，重发汗而复下之，不大便五六日，舌上燥而渴，日晡所小有潮热，从心下至少腹硬满而痛，不可近者，大陷胸汤主之。"太阳病发汗本属正治，今发汗未愈，又重发汗，再汗不愈，复加攻下，使其津液重伤，邪热内陷，水热互结而致心下至少腹硬满而痛不可近，其结胸范围之大，遍及全腹，且病势之急，非用大陷胸汤之峻下难建其功。方中甘遂泄热逐水破结；芒硝咸寒软坚；大黄苦寒，荡涤实邪，推陈致新。

3. 太阳邪犯寒凝气滞腹痛证

太阳外邪侵犯其里，而致脾胃升降失常之腹痛证，如《伤寒论》第 173 条："伤寒胸中有热，胃中有邪气，腹中痛，欲呕吐者，黄连汤主之。"伤寒阳气内郁胸中，胃中有邪气，而致脾胃升降失司，胃气不降胸中有热则欲呕吐；脾气不升、中焦有寒、寒凝气滞则腹中痛。邪气阻滞于中，寒热分据上下，治以黄连汤，方中黄连清解胸膈之热，干姜温脾胃之寒，桂枝宣通上下之阳气，参、草、枣和胃安中，半夏降逆止呕，胃气和则呕吐腹痛自除。

二、阳明腹痛证

阳明乃胃与大肠，皆属于腑。腹痛证是阳明腑证的主证之一。其基本病机在于燥实内结、传导失常、腑气不通，不通则痛。阳明热结腑实已成之腹痛证，如《伤寒论》第 239 条："病人不大便五六日，绕脐痛，烦躁，发作有时者，此有燥屎，故使不大便也。"此绕脐痛、不大便为阳明热结在里，肠内燥结阻滞，气不下行之征。又如第241条："大下后，六七日不大便，烦不解，腹满痛者，此有燥屎也，所以然者，本有宿食故也，宜大承气汤。"腹满痛与不大便同见，为阳明腑实热邪复聚，燥屎又结而致。再如第254条："发汗不解，腹满痛者，急下之，宜大承气汤。"此发汗不解，津液已从外夺，腹满痛为里热又盛化燥成实，不急下去实，津液势将重伤，故急下通腑，旨在存阴。故阳明病见腹满痛，或绕脐痛者均为阳明热结燥屎已成腑实之气机不通所致，治以大承气汤。枳实苦寒散结除满，厚朴苦温通气泄满，芒硝咸寒润燥软坚，大黄苦寒荡涤积热，共为 去实热、通积滞、除燥屎、腹痛愈之峻剂。

三、少阳腹痛证

少阳主枢，若少阳枢机不利，经气不畅，进而影响脾胃功能，其中肝木乘脾，则发为腹痛。另外，少阳容易兼夹他经邪气，如少阳兼阳明，则可因阳明里实，腑气不通，而出现腹痛。少阳病篇虽未提及腹痛，但小柴胡汤证中之或然证有论及腹中痛。少阳邪犯脾络不和腹痛证，如《伤寒论》第96条"伤寒五六日……或腹中痛……小柴胡汤主之"及方后"若腹中痛者，去黄芩，加芍药三两"。此为少阳肝胆之气犯脾，脾胃气机不畅所致，治以小柴胡汤去黄芩加芍药，泻肝利胆，和脾络而止痛，其去黄芩之苦寒，以免寒伤中气，加芍药则缓肝急而止痛。

四、太阴腹痛证

1.太阴脏寒气机不通腹痛证

大腹属于太阴，故腹痛为太阴病常见之症，太阴脏寒气机不通腹痛证，正如其提纲证《伤寒论》第273条："太阴之为病，腹满而吐，食不下，自利益甚，时腹自痛。若下之，必胸下结硬。"太阴病为其脏寒即脾虚阳盛，脾之运化功能失司，寒湿下注气机不畅，则可见时腹自痛。治法正如第277条："自利不渴者，属太阴，以其脏有寒故也，当温之，宜服四逆辈。"

2. 太阳误下转属太阴腹痛证

若太阳误下后转属太阴者，亦可见腹满痛。如《伤寒论》第279条："本太阳病，医反下之，因尔腹满痛者，属太阴也，桂枝加芍药汤主之；大实痛者，桂枝加大黄汤主之。"太阴病误下后可见腹满痛，为邪陷于里，病属太阴，若邪陷脾络不和而腹满痛，以桂枝加芍药汤和之则腹痛得除；若腐秽积滞于肠胃不去者，其痛则属实，故以桂枝加大黄汤除邪实而止腹痛。

五、少阴腹痛证

1. 少阴寒凝腹痛证

少阴寒凝腹痛证，如第307条："少阴病，二三日至四五日，腹痛，小便不利，下利不止，便脓血者，桃花汤主之。"此腹痛当为少阴病阴寒之邪内入，寒凝气机而致，故治以桃花汤，方中干姜暖中散寒，粳米温中散寒、涩滑固脱。

2. 少阴阳虚水停腹痛证

少阴阳虚水停腹痛证，如316条："少阴病，二三日不已，至四五日，腹痛……真武汤主之。"此腹痛为阴寒内盛，气机不畅所致，治以真武汤，方中附子辛热温经散寒；白术甘温健脾燥湿；茯苓甘平淡渗利水；生姜辛温温胃散寒；芍药苦平，和血益阴。全方共奏温阳利水之功，阳温水去，则腹痛自除。

3. 少阴寒盛于里腹痛证

少阴寒盛于里腹痛证，如第317条："少阴病……或腹痛……通脉四逆汤主之。"此处腹痛仅为或然症，亦属阴寒内盛气机不通所致，治以通脉四逆汤去葱白加芍药二两，方中附子温经散寒；倍用干姜温中；炙甘草补中和胃；芍药通结益阴而止痛。阳温寒驱气机得通则腹痛自除。

4. 少阴阳郁腹痛证

少阴阳郁腹痛证，如第318条："少阴病……或腹中痛……四逆散主之。"此腹中痛亦属或然之症，为阳气郁滞，气机不畅而致，治以四逆散加附子一枚，炮令坼。方中柴胡宣阳解郁使阳气外达，枳实破气滞，芍药和血络，甘草缓中调胃以解郁热，腹中痛则加用附子重在温阳通经以止痛。

六、厥阴腹痛证

厥阴冷结下焦腹满按之痛证，如《伤寒论》第340条："病者手足厥冷，言我不结胸，小腹满，按之痛者，此为冷结在膀胱关元也。"此为，下焦阳虚，寒邪聚结在膀胱关元，阻碍下焦气化，故见小腹满，按之痛，治当如尤在泾所言："必以辛甘温药，如四逆、白通之属，以救阳气而驱阴邪也。"

第二节　腹痛治法方药析要

仲景在《伤寒论》辨治腹痛中讲究用药技巧，现分析如下。

一、仲景治腹痛首选芍药

从仲景《伤寒论》第96条，小柴胡汤证，或腹中痛，加芍药三两；到第317条，通脉四逆汤证，腹中痛加芍药二两；再到第279条中，腹满时痛治以桂枝加芍药汤，重用芍药六两，均可看得出，其立意在腹痛而不在腹满。芍药，《神农本草经》谓其苦平，主邪气腹痛，除血痹，破坚积，寒热疝瘕，止痛，利小便，益气。《名医别录》谓其酸微寒，通顺血脉，缓中，散恶血，逐贼血，去水气，利膀胱、大小肠等。仲景重用其"开破"之性，取其利小便，去水气，达到破阴凝、布阳气之功，尿利、水去，则气畅、腹痛自除。

二、仲景用附子温经散寒以止痛

从《伤寒论》第318条，少阴病四逆，或见腹中痛加附子，到第316条腹痛治以真武汤、317条或腹中痛治通脉四逆汤均有用附子，可见仲景腹痛善用附子。附子，《神农本草经》谓其辛温，主风寒咳逆、邪气、温中、破癥瘕积聚、血瘕、寒湿等。《名医别录》谓其味甘、大热，主治心腹冷痛等。

三、仲景治虚痛选人参补气而止痛

虚痛人参补气而止痛，仲景在《伤寒论》第386条理中丸方后注可见"腹中痛者，加人参，足前成四两半"。

第三节 六经腹痛应用

笔者治腹痛病，从六经辨证理论入手，参照《伤寒论》第7条："发热恶寒者，发于阳也；无热恶寒者，发于阴也。"即结合病者素体之寒热，可将腹痛简单辨证分为阳明热结证、三阴寒结证两大证型。

一、阳明热结腹痛证

平素阳气较盛者，得病易从热化，临床以阳明热结腹痛证多见，治以大承气汤。

症状：腹满痛，或疼痛绕脐，数日不大便，口干喜饮，舌红苔黄厚，脉迟有力。

治法：通腑峻下。

方药：大承气汤。

大黄（后入）10g，厚朴 10g，枳实 10g，芒硝（冲入）10g。

方中以枳实苦寒散结除满；厚朴苦温通气泄满；芒硝咸寒润燥软坚；大黄苦寒荡涤积热，故全方可去实热，通积滞，除燥屎而腹痛得止。

加减：腹痛按之更甚者，去厚朴、枳实，加甘遂 5g 冲服。

外治：针刺法（足三里、中脘等穴）。

针刺法，是指用针刺方法刺激与病变部位有密切联系的神经，从而达到疏通经络、调和阴阳、扶正祛邪的作用。所选取的中脘为胃之募、腑之会，穴居胃脘部，故可健运中州，调理胃气；足三里为胃的下合穴，可通调胃气，两穴采用泻法远近相配，可通调腑气，二穴合用则使气机得通，而腹痛得止。

二、三阴寒结腹痛证

三阴寒结腹痛证，初多以太阴脏寒腹痛为其病理基础，后可发展为少阴肾阳亏虚寒凝气滞腹痛；亦可往厥阴下焦冷结腹痛深入。是时，则三阴寒结腹痛证成矣。

症状：腹痛时作，喜温喜按，不欲饮食，口干不渴，大便时溏，尿清，舌淡苔白，脉沉细弱。

治法：温阳散寒，和中止痛。

方药：桂枝加芍药汤。

组成：桂枝 10g，芍药 20g，炙甘草 6g，生姜 10g，大枣 10g。

是方以桂枝汤倍芍药而成，方中桂枝辛温以通阳、芍药酸寒益阴气缓急而止痛、姜助桂通阳、枣协芍益阴、甘草以调和诸药，故全方可调脾和中而止腹痛。

加减：腹中痛，欲呕吐者，去芍药，加黄连、干姜、半夏；腹部大实而痛，按之痛不减者加大黄；腹痛隐隐，乏力者加干姜、白术；腹痛，畏冷重者，加附子、人参；少腹满按之冷痛者，加细辛、当归。

外治：穴位贴敷法（神阙、肾俞等穴）。

穴位贴敷法，既有穴位刺激作用，又通过皮肤组织对药物有效成分的吸收，发挥明显的药理效应。所选的神阙穴，为"脐通五脏，真气往来之门也，故曰神阙"，系人体生命最隐秘、最关键的要害穴窍；加之肾俞穴，肾为先天之本，具有温煦散寒之效，两穴合用，可起到温中补虚、散寒止痛的作用。

现代医学如肠易激综合征、消化不良、胃肠痉挛、不完全性肠梗阻、肠粘连、肠系膜、腹膜疾病、泌尿系结石、急慢性胰腺炎、肠道寄生虫等，其以腹痛为主要表现者，均可按本法辨证施治。

冯少彬等归纳、总结《伤寒论》对腹痛的认识认为太阳病腹痛多由于太阳经变证而致，其临证应弄清其病因病机才能为辨证施治提供可靠的指导，如因伤寒误下表邪内陷化热，热扰胸膈者则宜清热除烦、宽中消满，方用栀子厚朴汤；少阳经之病变病在表里之间，其腹痛多因于肝脾不和、木横客上、血脉不利使然，法当和解少阳，可选小柴胡汤加减和解表里、柔肝止痛；阳明病之腹痛病机在于燥实内结、腑气不通，可依据痞、满、燥、实偏重的不同选用调胃承气、小承气或大承气因症施治；三阴病之腹痛多以虚寒病变为主，病在太阴者其病机在于脾阳不运、寒湿内阻，治宜温补中阳、健脾燥湿，方宜四逆辈类方；病在少阴者，其腹痛 病机多因阳衰阴盛寒凝或脾肾阳虚、气血凝滞，可以四逆汤为代表加减施治；病在厥阴者，其腹痛多因阴寒极盛 寒凝中焦所致，治宜乌梅丸滋阴清热、温阳通降、安蛔止痛。

第四节 六经腹痛临证举隅

一、阳明热结腹痛案

周某，男，36 岁，职工。

初诊（2015 年 9 月 2 日）：患者反复腹部胀痛不适 1 年余，3 天前饮食不慎后，疼痛加剧，以脐周为主，拒按，伴口干，焦躁、易怒，无放射痛、胸痛、胸闷、心悸、心慌等症。辰下症：患者腹部胀痛，拒按，伴口干，大便 3 日未解，小便黄，纳少，寐安。舌红苔黄燥，脉沉实。证属阳明热结腹痛，予大承气汤去实热、通积滞。

处方：生大黄（后下）10g，厚朴 10g，枳实 10g，芒硝（冲入）10g，2 剂，日 1 剂，水煎分 2 次温服。加之中医外治针刺（足三里、中脘），采用捻转泻法。

二诊（2015 年 9 月 4 日）：患者腹部胀痛明显减轻，大便已解，仍有口干。守上方加生栀子 10g，淡豆豉 10g，再服 2 剂。

三诊（2015 年 9 月 6 日）：患者诸症已解，嘱其合理饮食，避免辛辣之品。

按：患者为 36 岁男性，因工作原因平素饮食无常，损伤脾胃，加之性格焦躁、易怒，肝火旺盛，土虚木乘，此次饮食不慎，更伤脾胃，不通则痛，故见腹部胀痛拒按；燥热伤津，故见口干；肠燥津亏，推动无力，故大便 3 日未解，舌红苔黄燥，脉沉实皆为阳明热结证，故予大承气汤去实热、通积滞，方中以枳实苦寒散结除满；厚朴苦温通气泄满；芒硝咸寒润燥软坚；大黄苦寒荡涤积热。足三里为足阳明胃经下合穴，"合治内腑"，可疏调胃腑气机。中脘为胃之募穴，腑之所会，可健运中州，调理气机。因此配合中医外治针刺泻法，可增强调畅气机、清泄腑热之效。二诊患者大便已解，患者仍有口干，故加生栀子、淡豆豉以清中焦郁热。三诊患者诸症已除，瘥后防复，嘱其饮食调理。

二、三阴寒结腹痛案

张某，男，77岁，离休。

初诊（2016年3月10日）：患者反复腹痛10年余。辰下症：腹痛时作，喜温喜按，不欲饮食，口干不渴，腰膝酸冷，四肢欠温，乏力，二便尚调，舌淡苔白，脉沉细。证属三阴寒结腹痛，予桂枝加芍药汤温阳散寒、和中止痛。

处方：桂枝10g，芍药20g，炙甘草6g，生姜10g，大枣10g，5剂，日1剂，水煎，分2次温服。配合穴位贴敷神阙、肾俞以温补元阳

二诊（2016年3月15日）：患者腹痛不适较前减轻，仍有乏力，守上方加干姜10g，白术10g，再进5剂。

三诊（2016年3月20日）：患者诸症已除，上方再进3剂，以图长效。

按：患者为老年男性，患者年近八旬，脏腑精气渐衰，中焦阳气渐虚，不荣则痛，故见腹痛，喜温喜按；脾胃运化失常，气血推动无力，故见不欲饮食；四肢失于温煦，腰为肾之腑，肾气虚弱，故腰膝酸冷，四肢欠温；舌淡苔白，脉沉细，均为三阴寒结阴证，故予桂枝加芍药汤温阳散寒、和中止痛。方中桂枝辛温以通阳、芍药酸寒益阴气缓急而止痛、姜助桂通阳、枣协芍益阴、甘草调和诸药，故全方可调脾和中而止腹痛。同时，研究表明敷贴药物经皮肤吸收后，循经络可贯通全

身直达病所，使药物充分发挥功效。穴位敷贴给药，不仅药力药性可透皮吸收，而且药物可对腧穴产生刺激，激发经络之气来实现对人体的调节作用。因此配合穴位贴敷之神阙、肾俞，可增强温补元阳之功。二诊患者仍有乏力，故加干姜 10g，白术 10g，以温中健脾。

小　结

临床当中腹痛多以寒邪内阻、湿热壅滞、饮食积滞、肝郁气滞、淤血内停、中虚脏寒等证型论治，因外感、饮食、情志等病因，加之寒凝、火郁、气滞、血瘀等病理因素，导致相关脏腑功能失调，使气血瘀滞，脉络闭阻而发病。若临证较为复杂时，或有不中。笔者通过对《伤寒论》腹痛相关条文进行归纳分析，再结合自身三十余年临证实践经验，将腹痛简化分为阳明热结证、三阴寒结证两大证，并运用经方配合中医外治进行辨治，临床屡获良效，值得进一步深入探索、总结以及推广。

第九章　便　血

　　《伤寒论》中有 17 条条文分别以"便血""血自下""必清血""下血""屎虽硬，大便反易，其色必黑""便脓血"等描述便血，其中，在太阳篇有 5 条、阳明篇 3 条、少阴篇 4 条、厥阴篇 5 条。笔者以六经辨证理论为指导，将《伤寒论》相关便血条文进行归纳分析，从而探寻仲景论治便血之规律，再结合自身三十余年临证诊治便血病之经验，将便血简化分为太阳阳明热瘀证、少阴虚寒证、厥阴热盛伤络证等三大证，进行辨治。

第一节　《伤寒论》六经便血机理探微

　　《伤寒论》所论之便血，见于太阳、阳明、少阴、厥阴诸病篇，其病性虽以热证居多，但亦有少阴虚寒便血证。

一、《伤寒论》便血相关条文

　　如《伤寒论》第 84 条："淋家，不可发汗，汗出必便血。"

　　第 106 条："太阳病不解，热结膀胱，其人如狂，血自下，下者愈。其外不解者，尚未可攻，当先解其外。外解已，但少腹急结者，乃可攻之，宜桃核承气汤。"

　　第 114 条："太阳病，以火熏之，不得汗，其人必躁。到经不解，必清血，名为火邪。"

第124条："太阳病六七日，表证仍在，脉微而沉，反不结胸，其人发狂者，以热在下焦，少腹当硬满；小便自利者，下血乃愈。所以然者，以太阳随经，瘀热在里故也，抵当汤主之。"

第140条："太阳病下之，其脉促，不结胸者，此为欲解也；脉浮者，必结胸；脉紧者，必咽痛；脉弦者，必两胁拘急；脉细数者，头痛未止；脉沉紧者，必欲呕；脉沉滑者，协热利；脉浮滑者，必下血。"

第216条："阳明病，下血谵语者，此为热入血室，但头汗出者，刺期门，随其实而泻之，濈然汗出则愈。"

第237条："阳明证，其人喜忘者，必有蓄血。所以然者，本有久瘀血，故令喜忘，屎虽硬，大便反易，其色必黑者，宜抵当汤下之。"

第258条："病人无表里证，发热七八日，虽脉浮数者，可下之。假令已下，脉数不解，合热则消谷善饥，至六七日不大便者，有瘀血，宜抵当汤。若脉数不解，而下不止，必协热便脓血也。"

第293条："少阴病八九日，一身手足尽热者，以热在膀胱，必便血也。"

第306条："少阴病，下利，便脓血者，桃花汤主之。"

第307条："少阴病，二三日至四五日，腹痛，小便不利，下利不止，便脓血者，桃花汤主之。"

第308条："少阴病，下利，便脓血者，可刺。"

第334条："伤寒先厥后发热，下利必自止，而反汗出，咽中痛者，其喉为痹。发热无汗，而利必自止；若不止，必便脓血，便脓血者，其喉不痹。"

第339条："伤寒热少厥微，指头寒，嘿嘿不欲食，烦躁，数日，小便利，色白者，此热除也，欲得食，其病为愈；若厥而呕，胸胁烦满者，其后必便血。"

第341条："伤寒发热四日，厥反三日，复热四日，厥少热多者，其病当愈；四日至七日，热不除者，必便脓血。"

第363条："下利，寸脉反浮数，尺中自涩者，必清脓血。"

第367条："下利，脉数而渴者，今自愈。设不差，必清脓血，以有热故也。"

二、太阳便血证

太阳病篇共有 5 处描述"便血"，多为大便下血，但亦可见小便溺血，其所论之便血，或为热瘀互结之症状，或是邪有外出之佳况。

1. 太阳便血系淋家误汗所致尿血

平素常患淋病之人，因其多肾阴亏虚而膀胱内热、津液耗损，故虽有外感，亦不可轻易使用辛温助热耗阴之品以发汗；否则，阴液得伤、内热更盛，热伤阴络，迫血妄行，则见尿血。此正是仲景在《伤寒论》第 84 条所提出："淋家，不可发汗，汗出必便血。"示淋家慎汗，而其所言之便血，当为尿血明显可见。

2. 太阳便血自下为邪有外去之佳候

太阳病表邪不解化热入里，邪热与下焦瘀血相结较浅，尚未瘀结，因其热伤血络，迫血下行，常可见自下血，正因此，邪热可随下血而外泄，其病势得减，病情欲解，故可"血自下，下者愈"。

3. 太阳便血为瘀热内结下焦之蓄血

太阳病表不解，邪热随经深入于里，热邪与瘀血互结于下焦，若邪热与瘀血相结较深，血不能自下，则成太阳蓄血证，证见如狂、少腹急结、小便自利等。

三、阳明便血证

阳明病篇 3 条论及便血，或因热入血室所致，或由阳明蓄血而成，均与邪热内侵有关，其病位多在下焦血分。

1. 阳明便血系热入血室所致

阳明病热入血室，可见下血谵语，主要为妇人感受外邪，经水适来适断，热邪乘虚内陷，阳明里热炽盛，热入营血，扰及血室所致，其时下焦血分有热，迫血妄行，血室不藏，而见前阴下血。肝藏血，血室隶属于肝脉，期门为肝经之募穴，血分热盛肝亦为实。故仲景在《伤寒论》中治以"刺期门，随其实而泻之"，则能"濈然汗出则愈"。

2. 阳明便血为阳明蓄血证

阳明蓄血证系因阳明邪热与宿有瘀血互结而成，其主证为健忘，大便黑硬，反易排出。久有瘀血，瘀血与邪热相结，则心主血脉功能失调，血流不畅，心失所养，其藏神功能减退，记忆力下降而见善忘；大便虽硬，反易排出，且大便色黑，状若黏漆，此为阳明蓄血证之特征，系因胃肠素有瘀血，又为热邪所熏，蓄血与热邪相搏结，故大便之色必黑，状若黏漆。是证仲景提出治"宜抵当汤下之"。

阳明蓄血与太阳蓄血不同，前者为阳明邪热与体内宿久之瘀血相结而成，其证为健忘，大便黑硬，反易排出；而后者因太阳邪热随经入里与血相搏而为瘀，其证少腹急结或硬满，小便自利，如发狂等。二者均可用抵当汤治之，但前者为"宜"之，尚有考虑之余地；后者"主之"则为不移之法。

四、少阴便血证

少阴病可见因邪热内移膀胱，损伤血络所致之便血，亦可见由脾肾阳虚寒郁于肠，脉络受损而致便脓血。

1. 少阴热移膀胱之尿血

少阴病持续日长，阳热来复，病由阴转阳，可由少阴之脏转出太阳之腑，病性由寒转热，其邪热可由少阴之里转为太阳之表，而见"一身手足尽热"，则是少阴之邪转出太阳膀胱之征兆。太阳与少阴互为表里，太阳主一身之表，故阳热转出则"一身手足尽热"；"以热在膀胱"为病程已久，热移膀胱，太阳之热不解，络脉灼伤，血不循经而妄行，所见便血，因其伤及膀胱血络当为尿血。

2. 少阴虚寒之便脓血

少阴病阳虚寒凝血腐，气血不摄，而致下利便脓血，证属虚寒，其便色泽晦暗，或血色浅淡，气不臭而腥冷，泻时滑脱不禁，无里急后重及肛门灼热感，与热性下利便脓血之血色鲜明、味臭、里急后重及肛门灼热感有显著差别。故其治上，仲景于第306、307条二条中均提出"桃花汤主之"，以温阳固涩而使下利脓血得止。

五、厥阴便血证

病至厥阴，证情复杂，以阴阳胜复、寒热错杂为其病变特点，阴气盛则厥逆，阳气盛则发热，而阴盛之厥逆多伴有下利，厥回则利止，厥发则利作，故从厥、热、利三者先后变化，常可预测疾病的进退转归。

1. 厥阴阳复太过之便脓血

厥阴内寄相火，阳气来复，阴邪消退，则发热，阳复厥回下利自止，阴退阳复，为向愈佳兆，故仲景"其病当愈"。但若发热持续不已，则为阳复太过，病情向热证转化，除可见汗出、咽痛喉痹外，甚因邪热内陷，灼伤血络，而致便脓血。

2. 厥阴热盛阴虚之便脓血

厥阴病下利多属里证，脉当沉而不浮，若属寒证，脉当沉迟，今下利脉不沉迟反而浮数，此非阴寒下利，而为阳盛热利之候；尺脉属阴以候血，故尺脉自涩为阴血虚损。阳热盛而阴血虚，势必热灼营血，血络灼伤，化腐成脓，故见"必清脓血"。此治当用清营凉血和络之柏叶阿胶汤。

第二节 《伤寒论》六经便血治法方药析要

仲景在《伤寒论》中治便血之方有四，主要围绕瘀、热、虚、寒四者选方用药。

一、太阳阳明便血桃仁大黄通下瘀热

太阳阳明便血为下焦瘀热互结之蓄血证，其血热瘀结，结而不甚者，治以桃核承气汤活血化瘀，通下瘀热。是方尤以桃仁、大黄共为君药，桃仁活血逐瘀，大黄破瘀泻热，二者配伍，瘀热并治；桂枝通血脉，一可助桃仁散瘀，二可防诸寒凉之品凝血之弊；芒硝泻热软坚，助大黄下瘀泄热，为臣药；佐使以炙甘草调中和药。服后"微利"，使蓄血去，瘀血清，诸症自平。

若血热瘀结甚者，治当以抵当汤，是方将桃核承气汤中之桃仁、大黄保留，再增加水蛭、虻虫二味虫类之品而成，方中水蛭、虻虫直入血络，破血逐瘀；桃仁活血化瘀；大黄泻热导瘀，全方共奏破血逐瘀之功，本方破血、攻下之力均猛，为蓄血重证所用，并中病即止。

二、少阴虚寒便脓血干姜石脂温固为先

少阴虚寒便脓血证系下焦虚寒，阳虚统摄无权，大肠滑脱

而致下利便脓血，故用桃花汤温阳散寒、涩肠固脱治之。是方仅赤石脂、干姜、粳米三味组成，以赤石脂温涩固脱为君药，臣以干姜温中阳，佐以粳米益脾胃，三药合用，以奏涩肠固脱之功，而方中赤石脂一半全用入煎，取其温涩之气，一半为末冲服，直入肠中，更具收敛作用，突显仲景用药之巧妙。

三、厥阴热盛阴虚便脓血柏叶阿胶凉血和络

厥阴病热盛阴虚便脓血证，为阳热盛而阴血虚，势必热灼营血，血络灼伤，化腐成脓所致，以柏叶阿胶汤治之。是方由柏叶、阿胶、干姜、牡丹皮四药组成，其中柏叶、丹皮清营凉血，阿胶滋阴养血，干姜温中止利，诸药合用以奏清营凉血和络之功效。

第三节　六经便血临证应用

笔者结合多年应用六经辨证理论论治便血病临床实践经验，从寒热入手，将便血病简单区分为太阳阳明热瘀便血证、少阴虚寒便血证、厥阴热盛伤络便血证进行辨治。

一、太阳阳明热瘀便血证

症状：大便便血，伴小腹疼痛，胀满不适，甚则小腹硬痛拒按，狂躁不安，小便自利，舌红苔黄或有瘀斑，脉沉涩或沉结。

治法：破瘀泻热。

方药：轻者桃核承气汤（桃仁10g，生大黄6g，桂枝10g，炙甘草6g，芒硝10g）；重者抵当汤（桃仁10g，生大黄6g，水蛭10g，虻虫10g）。

方中桃仁、大黄共为君药，桃仁活血逐瘀，大黄破瘀泻

热，二者配伍，瘀热并治；桂枝通血脉，一可助桃仁散瘀，二可防诸寒凉之品凝血之弊；芒硝泻热软坚，助大黄下瘀泄热，为臣药；佐使以炙甘草调中和药。

血热瘀结甚者，治当以抵当汤，方中水蛭、虻虫直入血络，破血逐瘀；桃仁活血化瘀；大黄泻热导瘀，全方共奏破血逐瘀之功。

加减：小腹硬痛甚者，加甘遂 5g 冲服。

外治：拔罐放血疗法（大椎、胃俞等穴）。

拔罐疗法，是指利用燃烧时的火焰的热力，排去空气，使罐内形成负压，将罐吸着在皮肤上的一种疗法，具有调畅气机、调和气血之功效；而放血法可用于阳热盛则血盛者，其以泄热而减少血盛，使机体的气血趋于正常。所选之大椎穴为清热泻火之要穴，胃俞穴可清膀胱经之湿热。两穴应用此法，可直达病所，祛除内热，使气血调和，则便血自除。

二、少阴虚寒便脓血证

症状：大便脓血不止，白多红少，腹痛绵绵，喜温喜按，四肢欠温，小便不利。舌淡苔白，脉沉弱。

治法：温阳散寒，涩肠固脱。

方药：桃花汤加减。

组成：赤石脂 20g，干姜 10g，粳米 30g。

方中赤石脂温涩固脱为君药，臣以干姜温中阳，佐以粳米益脾胃，三药合用，以奏涩肠固脱之功，而方中赤石脂一半全用入煎，取其温涩之气，一半为末冲服，直入肠中，更具收敛作用。

加减：小便不利甚者，加茯苓 20g，泽泻 10g。

外治：穴位贴敷（神阙、肾俞等穴）。

穴位贴敷法，既有穴位刺激作用，又通过皮肤组织对药物有效成分的吸收，发挥明显的药理效应，因而具有双重治疗作用。所选用命门、关元穴为温补元气之要穴，阳气来复，祛寒外出，机体平调，故便血自止。

三、厥阴热盛伤络便血证

症状：大便脓血，伴咽痛，口渴喜饮，心中烦热，小便自利，舌淡红苔黄，脉涩。

治法：清营凉血和络。

方药：柏叶阿胶汤加减。

组成：柏叶 10g，阿胶（烊化）10g，干姜 10g，牡丹皮 10g。

方中柏叶、丹皮之清营凉血，阿胶滋阴养血，干姜温中止利，诸药合用以奏清营凉血和络之功效。

加减：口渴、咽痛甚者，加生栀子 5g，淡豆豉 10g。

外治：针刺（合谷、足三里等穴）。

针刺法，是指用针刺方法刺激与病变部位有密切联系的神经，从而达到治疗的目的。所选用的合谷、足三里穴采用泻法可加强其清泻里热、通气理血之效。

现代医学如胃肠道炎症、溃疡、肿瘤、息肉、憩室炎等疾病，其以胃肠脉络受损，出现血液随大便而下为主要表现者，均可按本法辨证施治。

秦建平等探析张仲景辨治便血，认为该病病因与热、湿、瘀、阳虚、阴虚有关，病位涉及大肠、小肠、脾胃、肝、肾、少阴、厥阴等脏腑经络，非独肛门、大肠。临床可将之分为实热便血（仲景在此无方）；湿热便血治以白头翁汤，方中白头翁凉肝疏肝，善清下焦湿热；秦皮清肝胆、大肠湿热，又能凉血坚阴止利；黄连、黄柏苦寒燥湿，清热止利。若兼阴血不足，加之甘草阿胶汤，阿胶滋阴养血，甘草和中。热瘀便血治以大黄牡丹汤，方中大黄、芒硝荡涤实热，宣通壅滞；牡丹皮、桃仁凉血逐瘀；冬瓜仁排脓散痛，此便血为热瘀得下之征，是治疗之尺度。虚寒便血治以黄土汤，黄土既能温中，又能涩肠止血；白术、附子温阳健脾，以复统血之权；生地黄、阿胶养血止血；佐以黄芩苦寒制白术、附子温躁动血之弊；甘草和中缓急。阴虚便血治以硝石矾石散，方中硝石除热，矾石除肾热，恐伤其胃，服用大麦粥以护胃。

第四节　六经便血病临证举隅

一、太阳阳明热瘀便血案

曾某，女，31 岁，个体。

初诊（2013 年 10 月 21 日）：大便便血半天余，伴小腹疼痛，胀满不适，口干、口苦，无反酸、嗳气，无烧灼感，无恶心、呕吐，无胸闷、胸痛。辰下症：大便便血，伴小腹疼痛，胀满不适，口干、口苦，小便自利，舌红苔黄，脉沉涩。属太阳阳明热瘀便血（轻）证，予桃核承气汤破瘀泻热。

处方：桃仁 10g，生大黄 6g，桂枝 10g，甘草 6g，芒硝 10g，3 剂，日 1 剂，水煎分 2 次温服。并加之大椎、胃俞穴拔罐放血疗法。

二诊（2013 年 10 月 24 日）：患者大便便血较前减轻，仍有口干、口苦不适。守上方加黄连 10g，再服 3 剂。

三诊（2013 年 10 月 27 日）：患者诸症已解，嘱其清淡饮食。

按：患者青年女性，饮食不节、劳倦积损，中焦瘀滞不通，郁而化热，致胃热壅盛，胃热则破血妄行，故大便便血；热灼伤津，故见口干、口苦；脾胃瘀滞，不通则痛，故见小腹疼痛，胀满不适，舌红苔黄，脉沉涩。属太阳阳明热瘀便血（轻）证，予桃核承气汤破瘀泻热。方中桃仁、大黄共为君药，桃仁活血逐瘀，大黄破瘀泻热，二者配伍，瘀热并治；桂枝通血脉，一可助桃仁散瘀，二可防诸寒凉之品凝血之弊；芒硝泻热软坚，助大黄下瘀泄热，为臣药；佐使以炙甘草调中和药。并加之大椎穴、胃俞穴拔罐放血疗法，以加强清热止血之功。二诊患者仍有口干、口苦，故加黄连加强清热存阴之效。

二、少阴虚寒便脓血案

梁某，男，63岁，退休。

初诊（2015年8月30日）：患者反复解脓血便半月余，多次就诊于外院，予对症处理后，症状未见明显改善。辰下症：便脓血不止，色暗赤，白多红少，腹痛绵绵，喜温喜按，四肢欠温，小便不利。舌淡苔白，脉沉弱。属少阴虚寒便脓血证，予桃花汤加减温阳散寒、涩肠固脱。

处方：赤石脂20g，干姜10g，粳米30g，5剂，日1剂，水煎，分2次温服。配合穴位贴敷神阙、肾俞以温阳散寒

二诊（2015年9月4日）：患者便血次数明显减少，仍有腹痛不适，在上方基础上加枳实20g，白术50g，再进5剂。

三诊（2015年9月9日）：患者诸症皆除，上方再进3剂，以图长效。

按：患者为老年男性，正气渐衰，气为血帅，气虚失摄，气不摄血，血溢于胃肠，故发为便脓血；脾胃虚弱，气虚运化失司，不荣则痛，故腹痛绵绵，喜温喜按；中焦阳气不足，四肢失于温煦，故见四肢欠温；舌淡苔白，脉沉弱，属少阴虚寒便脓血证，予桃花汤加减温阳散寒、涩肠固脱。方中赤石脂温涩固脱为君药，臣以干姜温中阳，佐以粳米益脾胃，三药合用，以奏涩肠固脱之功，而方中赤石脂一半全用入煎，取其温

涩之气，一半为末冲服，直入肠中，更具收敛作用。配合穴位贴敷之神阙、肾俞，可增强温阳散寒之功。二诊患者仍有腹痛绵绵不适，故在上方的基础上加枳实、白术以建中焦脾胃之本。

三、厥阴热盛阴虚便脓血案

杨某，男，59岁，农民。

初诊（2015年6月23日）：大便稀溏7天，便脓血3天，伴口渴喜饮，无里急后重，无恶寒、发热，无恶心呕吐等症。辰下症：大便脓血，伴咽痛，口渴喜饮，心中烦热，小便自利，舌淡红苔黄，脉涩。属厥阴热盛伤络便血证，予柏叶阿胶汤加减清营凉血和络。

处方：柏叶10g，阿胶（烊化）10g，干姜10g，牡丹皮10g，2剂，日1剂，水煎分2次温服。加之中医外治针刺（合谷、足三里），采用捻转泻法。

二诊（2015年6月25日）：患者大便脓血明显减轻，仍有口渴喜饮，守上方加生栀子10g，淡豆豉10g，再服3剂。

三诊（2015年6月28日）：患者诸症已解，嘱其合理饮食，避免辛辣之品。

按：患者中年男性，脏腑虚弱，平素饮食不节、加之劳倦过度损伤脾胃，脾胃虚弱，健运失司，中焦虚寒，故初期发为大便稀溏；因阳复太过，而热灼营血，血络灼伤，化腐成脓，故见脓血便；热盛则伤津，故见咽痛、口渴喜饮；热扰心神，故见心中烦热；舌淡红苔黄，脉涩皆属厥阴热盛伤络便血证，故予柏叶阿胶汤加减清营凉血和络。其中柏叶、丹皮清营凉血，阿胶滋阴养血，干姜温中止利，诸药合用以奏清营凉血和络之功效。配合中医外治针刺合谷、足三里穴，采用泻法，以抑过复之阳。二诊患者大便脓血明显减轻，仍有口渴喜饮，故加生栀子、淡豆豉以清中焦郁热。三诊患者诸症已除，瘥后防复，嘱其饮食调理。

小　结

张仲景在《伤寒论》中论便血，多指大便下血，但亦可为小便溺血，而其病位与病理机制虽有"热结膀胱""瘀热在里""热在下焦""热入血室""有久瘀血"等，其病多因热而起，但在少阴病下利便脓血选用桃花汤治之来看，也有虚寒之便脓血，故便血不可以热概之。

从寒热入手，用六经辨证，将便血分为太阳阳明热瘀便血证、少阴虚寒便脓血证、厥阴热盛阴虚便脓血证三证进行辨治，可以执简驭繁指导临床。若病属下焦瘀热互结所致之尿血，亦可参照上述辨证施治。

第十章 下　利

　　泄泻是以排便次数增多，粪质稀溏或完谷不化，甚至泻出如水样为主症的病证。泄泻病因病机较为复杂，现临床上多以暴泻及久泻论治，而暴泻分"寒湿、湿热、食滞"等证，久泻分"脾胃虚弱、肝气乘脾、肾阳虚衰"等证，病证较为复杂，时或不中。笔者在仲景论治下利之理论指导下，应用六经辨证治疗泄泻，从三阳热利证、少阳太阴寒热利证、太阴少阴寒利证、厥阴热利证、厥阴久利证 5 个证型论治，并配合中医针灸、药熏、贴敷等外治疗法，取得了较好的临床疗效，现总结如下：

第一节 《伤寒论》下利机理探微

　　《伤寒论》下利或为主证，或为兼证，呈现于伤寒病六经传变的各个阶段，有 60 余条条文论及下利，涉及 30 余首方剂。

一、太阳下利多属兼证

　　太阳病下利之症，多为兼证、或然症。

1. 太阳之表兼阳明之里

　　如第 32 条"太阳与阳明合病者，必自下利"，太阳阳明合病既有太阳表证，又有阳明胃肠之下利症状。

2. 太阳表寒内饮或见下利

如第40条"伤寒表不解，心下有水气，干呕发热而咳，或渴，或利，或噎，或小便不利、少腹满，或喘者"，其下利为或然证，此利为水饮内阻气机，清浊不分而同趋于下所致。

3. 太明表邪不解，热迫阳明，大肠传导失职而下利

如第34条"太阳病，桂枝证，医反下之，利遂不止，脉促者，表未解也"，其下利不止，为太阳表邪不解热迫阳明所致。

4. 寒热错杂，虚实夹杂，脾胃升降失司之痞利

如第157条"伤寒汗出解之后，胃中不和，心下痞硬，干噫食臭，胁下有水气，腹中雷鸣，下利者"及第158条"伤寒中风，医反下之，其人下利日数十行，谷不化，腹中雷鸣，心下痞硬而满，干呕心烦不得安，医见心下痞，谓病不尽，复下之，其痞益甚，此非结热，但以胃中虚，客气上逆，故使硬也"。二者均为脾胃升降失司所致，前者还兼水气内停；后者胃中虚较甚。

5. 下焦虚寒，滑脱不固之利不止

如第159条"伤寒服汤药，下利不止，心下痞硬。服泻心汤已，复以他药下之，利不止，医以理中与之，利益甚。理中者，理中焦，此利在下焦"，此下利不止为下焦虚寒，滑脱不固而致。

6. 太阳表寒里虚之利下不止

如第163条"太阳病，外证未除，而数下之，遂协热而利，利下不止，心下痞硬，表里不解者"，此利下不止，为太阳表寒里虚所致。

二、阳明下利不忘其寒

阳明病以"胃家实"三字作为提纲，既包含无形邪热，也包括有形热结，是对阳明病作出的高度概括，其体现了阳明病病机为燥热内盛。阳明病胃家实，今反下利，古代医家以燥屎内实、热结旁流来解释。

1. 阳明热利证

如第 256 条"阳明少阳合病，必下利"，为阳明少阳合病，脉滑而数者，有宿食也。

2. 阳明寒利证

其阳明下利属寒者，为寒邪犯胃，水谷清浊不分而下利。如第 191 条"阳明病，若中寒者，不能食，小便不利，手足濈然汗出，此欲作固瘕，必大便初硬后溏。所以然者，以胃中冷，水谷不别故也"，及第 225 条"脉浮而迟，表热里寒，下利清谷者"，均为阳明寒利之证。

3. 阳明少阳合病下利证

若阳明与少阳同病，少阳之邪未解，阳明腑实未成，如第 229 条"阳明病，发潮热，大便溏，小便自可，胸胁满不去者，与小柴胡汤"。

以上，阳明下利虽有热实证，但更有虚寒下利证，其证之提出，不仅可与太阴病下利相鉴别，同时，更说明六经病变都有寒热虚实之辨，不可偏执阳明病属里热实证一端之说。阳明病全篇 84 条条文中，论及下利者仅 5 条，还且多为寒证或虚证，此正体现了仲景重阳气、保胃气的学术思想，令人深思，值得后世医家仿效。

三、少阳下利常兼表里

少阳病下利亦非主症，少阳下利常兼太阳之表、阳明之里。

1. 少阳兼太阳之表下利

如第 172 条"太阳与少阳合病，自下利者"，此下利为少阳兼见太阳之表而致。

2. 少阳兼阳明之里下利

如第 256 条"阳明少阳合病，必下利，其脉不负者，为顺也"，以及少阳之邪未解，阳明腑实未成之证，如第 229 条"阳明病，发潮热，大便溏，小便自可，胸胁满不去者"，第 165 条"伤寒发热，汗出不解，心中痞硬，呕吐而下利者"，此为少阳兼阳明之里下利。

少阳下利多以合病形式出现，或太阳少阳合病而利，或少阳转属阳明，少阳证候仍在，但又兼阳明里实之下利，其证之病理特点，突显出少阳枢机之功能失司。

四、太阴下利"其脏有寒"

六经中所有提纲，仅太阴病提纲可见"下利"，即第 273 条："太阴之为病，腹满而吐，食不下，自利益甚，时腹自痛，若下之，必胸下结硬。"足知仲景"下利"一症与太阴病之关系甚密。

1. 太阴虚寒下利

太阴下利其特点为自利不渴，手足自温，或见腹满而吐，或有腹痛，或食不下，太阴下利无发热。由于脾胃虚寒，寒湿阻滞困脾，脾胃受纳运化失司，故寒湿下注而利。因寒湿弥散故口不渴。虽脾胃虚寒，但阳气未亡，尚能暖于四末，故手足自温，如第 277 条："自利不渴者，属太阴，以其脏有寒故也，当温之，宜服四逆辈。"此条下利之因、机、证、治、方药具全，可谓仲景论利之总纲。

2. 太阴虚寒吐利证

在霍乱篇有霍乱之记载，其为突然发作的剧烈呕吐和下利，如第 382 条"问曰：病有霍乱者何？答曰：呕吐而利，此名霍乱"，还有第 383 条兼有表证可有发热头痛、身疼恶寒，此亦属于太阴虚寒之吐利；而第 385 条利止而恶寒，则属亡阳脱液。

五、少阴利分阳虚阴虚

下利为少阴病主症之一，可分为少阴阳虚下利、少阴阴虚下利。

1. 少阴阳虚下利

少阴阳虚下利可由太阴下利发展而来，或是他经下利转属所致。

（1）少阴阳虚下利里证

其表现为下利清谷，小便色白，脉微弱等。如阴盛格阳于外而有里寒外热，轻者如第 225 条，重者如第 314 条"少阴病，下利"，第 315 条"少阴病，下利脉微者"，以及第 317 条"少阴病，下利清谷"。而小便不利，四肢沉重疼痛而有下利，属阳虚不能制水，如第 316 条："少阴病，二三日不已，至四五日，腹痛，小便不利，四肢沉重疼痛，自下利者，此为有水气。其人或咳，或小便利，或下利。"

（2）少阴下利兼见表证

根据《伤寒论》的治疗原则是里急救里，先用四逆汤，若兼有表者再治表，而用桂枝汤，如第 372 条："下利腹胀满，身体疼痛者，先温其里，乃攻其表。温里宜四逆汤，攻表宜桂枝汤。"

（3）阳虚下利的预后

如第 292 条手足不逆冷反发热，第 287 条、第 288 条手足温者，第287条脉紧反去者，皆为向好的方向转归；如第295条、第296条手足厥冷，第296条、第300条躁烦或烦躁不得卧者，第297条头眩自冒者，均为向不好方向转归。此说明少阴阳虚下利，如果阳虚恢复，下利可解；如阳虚进一步加重，甚至阴阳离决，阳气欲脱躁烦，或有阴竭于下，阳失依附而飞越于上的头眩自冒，都是危候。

2. 少阴阴虚下利

可因误用火劫强责少阴汗出而致津液内伤。

（1）少阴阴虚有热兼水气证

如第284条"少阴病，咳而下利、谵语者，被火气劫故也，小便必难，以强责少阴汗"，此下利为阴虚内热兼水气而致。

（2）邪热伤阴而兼下利证

如第310条"少阴病，下利，咽痛，胸满，心烦"，此下利为邪热伤阴所致。

（3）有水气内停的猪苓汤证

如第319条"少阴病，下利六七日，咳而呕渴，心烦不得眠者"，此下利为阴虚内热水停而致。

（4）阴虚下利便脓血证

少阴阴虚下利，热甚气滞，气血腐化而为脓血，可见下利便脓血，如第308条"少阴病，下利便脓血者，可刺。"但因迁延日久，每多寒热夹杂，如第306条"少阴病，下利便脓血者"，第307条："少阴病，二三日至四五日，腹痛，小便不利，下利不止，便脓血者。"

（5）下焦滑脱不禁证

不论阳虚下利或阴虚下利，如仅属下焦固涩无权而致滑脱不禁，即第159条："伤寒服汤药，下利不止，心下痞硬。服泻心汤已，复以他药下之，利不止。"

六、厥阴下利注重寒热

厥阴下利可分为寒厥下利、热厥下利及寒热错杂下利。

1. 厥阴寒厥下利

素体阳虚，复感外邪，误汗后，亡阳而厥，或由少阴下利发展而来，症见下利清谷，脉弱或脉微欲绝，或无脉。如第370条："下利清谷，里寒外热，汗出而厥者。"若见手足厥逆加重，如第343条、第362条、第368条，脉不至，下利不止，出现烦躁者，表示预后不良。

2. 厥阴热厥下利

《伤寒论》中凡厥、热、利三者并见者，皆为热厥下利，可见热利下重、便脓血、口渴、汗出、谵语等症状。

（1）热利下重证

热利下重治用白头翁汤以清热止利，如第371条"热利下重者"，第373条"下利欲饮水者，以有热故也"。

（2）下利热结旁流证

厥阴下利谵语，如第374条"下利谵语者，有燥屎也"，少阴三急下证之一的第321条"自利清水，色纯青，心下必痛，口干燥者，可下之"，亦属厥阴热利之范畴。

（3）气利实证

如第318条属热邪入里，气机郁结，腑气失于疏泄，而有腹痛、泄利、下重、四逆者。

《伤寒论》第335条指出热厥的治疗原则是"厥应下之"，对热厥下利救治甚为重要，若热厥下利错过治疗时机，病可由热厥转化为寒厥，挽救比较困难，如第345条"……下利至甚，厥不止者"，甚则虚阳外脱，第344条"……躁不得卧"，皆表示预后不良。

3.厥阴寒热错杂下利

其病机属上热下寒，病人表现为寒热夹杂、虚实互见。肝气郁滞化热、肠中阳虚生寒之上热下寒证，如第338条"……又主久利"，如第357条"泄利不止"，以及寒邪格拒下利，如第359条："伤寒本自寒下，医复吐下之，寒格更逆吐下，若食入口即吐。"

第二节　下利治法方药析要

一、仲景下利治则

1.下利治则，先解其表，后治其里

仲景治下利，因病有先后，证有轻重，而其治则自有缓急之别。如第91条"伤寒，医下之，续得下利清谷不止，身疼痛者，急当救里；后身疼痛，清便自调者，急当救表。救里，宜四逆汤；救表，宜桂枝汤"，与第163条"太阳病，外证未除，而数下之，遂协热而利，利下不止，心下痞硬，表里不解者，桂枝人参汤主之"相比较，二者同为太阳表证，均是表证下后而下利不止。但前者为下利清谷，已呈现脾肾阳微火不暖土的危重证象，故治法采取急救其里，后治其表之法。后者下利不止，心下痞硬，病机重点只是脾虚脏寒，其证较轻，故治法虽偏重于里而仍兼以治表，采用表里双解之桂枝人参汤。

2.证候有主次兼夹，治法偏重不同

如第32条"太阳与阳明合病者，必自下利，葛根汤主之"，此条虽云合病，但病证重点以恶寒发热、头痛、项强、无汗、脉浮之表证为主，故用葛根汤取其解表而里和，下利得止。又如第273条"太阴之为病，腹满而吐，食不下，自利益甚，时腹自痛，若下之，必胸下结硬"，此条特别点出"自利

益甚"四字，实为辨虚寒证候的关键所在，下文紧接着提出如第 277 条"自利不渴者，属太阴，以其脏有寒故也，当温之，宜服四逆辈"，因而，自利甚属里者为脏寒，当以温药治之。

3. 病有疑似，预后不同，治法不相同

如第 309 条"少阴病，吐利，手足逆冷，烦躁欲死者，吴茱萸汤主之"与第 296 条"少阴病，吐利，躁烦，四逆者，死"的比较：二者证候略同，但前者为下焦阴寒冲逆犯胃，主证重在呕吐，阳气不得宣通，正与邪争，故用吴茱萸汤；后者为阳虚脏寒，主证在于下利，阴寒太盛，阳气外越，虽断为死证，自应急用四逆之属回阳救逆，扶正挽脱。又如第 278 条"伤寒脉浮而缓，手足温者，系在太阴。太阴当发身黄，若小便自利者，不能发黄，至七八日，虽暴烦下利日十余行，必自止。以脾家实，腐秽当去故也"与第 300 条"少阴病，脉微细沉，但欲卧，汗出不烦，自欲吐。至五六日，自利，复烦躁不得卧寐者，死"，二者同为五六日或七八日而见下利心烦，但前者是太阴寒证，阳能胜阴，而转为腐秽当去其病可愈之脾家实证；后者属少阴虚寒重证，病势迁延多日，而成为阳越阴竭阴阳离决之死证。

二、六经下利治法方药析要

1. 三阳热利治宜清热利湿兼解表

三阳热利证，证属太阳、少阳邪热下迫阳明，大肠传导失司所致，治以黄芩汤合葛根汤清热利湿兼解表。方中君以黄芩苦寒清热燥湿于里，葛根解表祛邪于外为臣；佐以白芍柔肝敛阴，缓急止痛，生姜、甘草、大枣和中缓急；诸药合用，既清里热，同时解表，防止表邪进一步入里，表里同解，阴阳平调，机体平衡，故下利自止。

2. 少阳太阴寒热利治以和解少阳

少阳太阴寒热利证，证属肝失疏泄，横逆犯脾，气机阻滞所致，治以和解少阳。所选用之柴胡桂枝干姜汤，即小柴胡汤去半夏、人参、生姜、大枣，加桂枝、干姜、瓜蒌根、牡蛎，方中柴胡、黄芩合用，清解少阳之热，瓜蒌根、牡蛎逐饮开结，桂枝、干姜通阳散太阴之寒，甘草调和诸药。全方合用可和解枢机，气机得以宣通，表里得和，故下利自止。

3. 太阴少阴寒利附子干姜温里散寒

太阴少阴寒利证，由于脾胃虚寒，寒湿阻滞困脾，脾胃受纳运化失司，故寒湿下注而利。因寒湿弥散故口不渴。虽脾胃虚寒，但阳气未亡，尚能暖于四末，故手足自温。治宜温中散寒，选用附子理中汤。方中附子、干姜温中散寒，两药合用，增强回阳之力；白术健脾燥湿；党参健脾益气；炙甘草温补调中，全方共奏温补脾肾，暖中止利之效。

4. 厥阴热利白头翁黄连清肠腑泄肝热

厥阴热利，属肝热下迫大肠，湿热内蕴，气滞壅塞，秽浊郁滞，欲下不得所致。其治正如《伤寒论》第371条所言："热利下重者，白头翁汤主之。"方中白头翁苦寒，善清肠热，舒肝凉血，秦皮苦寒，与白头翁合用，清热解毒，凉肝止利，黄芩、黄连、黄柏清肝热燥肠湿，坚阴厚肠，丹皮、生地凉血养阴。全方共奏清热燥湿、凉肝止利之功。

5. 厥阴久利乌梅丸清上温下

厥阴久利，为厥阴寒热错杂、虚实互见，其治如《伤寒论》第338条："伤寒脉微而厥……乌梅丸主之，又主久利。"方中重用乌梅酸涩，辅以干姜、细辛、附子辛热；黄连、黄柏苦寒；党参、当归甘温，共奏清上暖下、攻补兼施之功。寒热平调、阴阳平衡，则下利自止。

以上，《伤寒论》论"利"重在按六经辨治，从"利"之因、机、证、治、方药诸方面丰富了《黄帝内经》"泄"的诊治体系。

第三节　六经下利临证应用

下利病从六经辨证论治，笔者将其分为三阳热利证、少阳太阴寒热利证、太阴少阴寒利证、厥阴热利证、厥阴久利证五大证型，辨证上可以执简驭繁，便于指导临证治疗。

一、三阳热利证

症状：自下利，肛门灼热，或有发热，恶寒，口干，胸胁苦满，腹痛，舌苔黄或白，脉弦或浮紧。

治法：清热利湿，兼散表寒。

方药：黄芩汤合葛根汤。

组成：黄芩15g，白芍10g，甘草6g，葛根30g，桂枝10g，麻黄10g，生姜10g，红枣10g。

方中君以黄芩苦寒清热燥湿于里，葛根、麻黄、桂枝解表祛邪于外为臣；佐以白芍柔肝敛阴，缓急止痛，使于炙甘草和中缓急。

加减：恶寒重者，加重生姜30g；发热甚者，加黄连6g，石膏20g。

外治：中药熏蒸法（枳实、竹茹、黄芩、大腹皮、薏苡仁、石菖蒲等水煎）。

中药熏蒸法，为将中药水煮至1000mL，倒入中药熏蒸仓内，打开蒸汽发生器，对皮肤或患部进行直接熏蒸，因离子热渗透力和药物作用，而起到疏通经络、调和气血之作用。用枳实、竹茹、黄芩、大腹皮、薏苡仁、石菖蒲等中药水煎，再以熏蒸可增强清热利湿之效。

二、少阳太阴寒热利证

症状：腹痛延及胸胁，口苦，泄利下重，肢冷，舌淡红，苔白，脉弦。

治法：和解少阳，温中健脾。

方药：柴胡桂枝干姜汤。

组成：柴胡 10g，黄芩 10g，桂枝 10g，干姜 10g，天花粉 10g，生牡蛎 20g，炙甘草 6g。

方中柴胡、黄芩枢解少阳之热；干姜、桂枝温太阴之脾寒；天花粉、生牡蛎清热散结，炙甘草和中缓急。

加减：腹痛肠鸣较甚者，加防风 10g，香附 10g。

外治：药穴指针疗法（天枢、肝俞、脾俞、神阙等穴）。

药穴指针疗法，是运用中药配制的药酒涂在皮肤上，再配合不同按摩手法，使药物通过局部皮肤渗透入穴位。所选取的天枢为大肠募穴，能调畅肠胃气机；神阙可温补元阳，固本止泻；肝俞、脾俞具有调和肝脾，清泻里热之效。

三、太阴少阴寒利证

症状：自利不渴，大便溏泄，夹有不消化食物或夹脓血色暗，腹痛隐隐，喜温喜按，神疲纳少，畏冷肢凉，舌淡，苔白，脉沉细。

治法：温补脾肾。

方药：附子理中汤。

组成：制附子 10g，干姜 10g，党参 30g，白术 20g，炙甘草 6g。

方中附子、干姜温肾；党参、白术、炙甘草健脾益气。

加减：若便下脓血，次量多者，加赤石脂 30g。

外治：艾灸法（神阙、天枢、中脘、肾俞等穴）。

艾灸法，即借助灸火的温和热力，使局部的皮肤组织代谢能力加强，同时，温热作用还能促进药物的吸收。所选取的神阙、天枢、中脘、肾俞穴，均具有温补肾阳之效，阳气来复，寒热平调，阴阳平衡，则下利自止。

四、厥阴热利证

症状：下利不爽，大便夹有脓血，肛门灼热，腹痛里急后重，口渴，身热心烦，小便短赤，舌红，苔黄腻，脉弦滑数。

治法：清热养阴泻火。

方药：白头翁汤加减。

组成：白头翁 10g，黄芩 10g，黄连 6g，秦皮 10g，黄柏 10g，生地 20g。

方中白头翁、黄芩、黄连、黄柏、秦皮清热燥湿；生地凉血养阴。

加减：便血较甚，加地榆 10g，丹皮 10g。

外治：中药保留灌肠（黄连、苦参、秦皮、虎杖、白头翁等浓煎）。

中药保留灌肠，是将调配好之中药浓煎至 100 ～ 150mL，然后将之倒入灌肠筒内，患者摆好体位后，直接将药水缓慢推入肠道中的方法。而所选用的黄连、苦参、秦皮、虎杖、白头翁等药物通过此法，可直达肠道病所，以加强其清热、养阴、泻火之功效。

五、厥阴久利证

症状：腹中隐痛，久泻不止，大便夹有脓血黏液，口渴，心中烦热，四肢逆冷，舌淡，苔白，脉弦细。

治法：清上暖下，攻补兼施。

方药：乌梅丸加减。

组成：乌梅 15g，细辛 6g，干姜 10g，黄连 10g，制附子 6g，当归 10g，党参 20g，黄柏 10g。

方中重用乌梅酸涩，辅以干姜、细辛、附子辛热；黄连、黄柏苦寒；党参、当归甘温。

加减：利久不止者，加肉豆蔻 30g，赤石脂 30g。

外治：隔姜灸（背部膀胱经之俞穴，配合神阙、关元等穴）。

隔姜灸是用鲜生姜切成约 1 分厚的薄片中间以针刺数孔，置于施术处，上面再放艾炷灸之，因生姜辛温，可温里散寒。所选之背部膀胱经之俞穴及神阙、关元等穴位，可增强其温补散寒之功。

现代医学中消化器官发生功能或器质性病变导致的腹泻，如急性肠炎、炎症性肠病、肠易激综合征、吸收不良综合征、肠道肿瘤、肠结核等影响消化吸收功能，其以下利为主症者，均可按本法辨证论治。

章浩军等用六经辨证治疗溃疡性结肠炎，在临床观察中发现：本病初发型或急性暴发型多见于六经的三阳证；而慢性复发型、慢性持续型又以三阴证为常见。病在三阳，反映邪实正气不衰；病居三阴，则体现正虚邪恋不去。三阳热利证重心在阳明，邪在太阳、少阳均需内犯阳明方能导致泄利；三阴之利关键在太阴，少阴、厥阴之证都与太阴密切相关，病在太阴脾。若从寒化则易伤少阴肾之阳气而致太阴少阴寒利证，从热化又可内耗厥阴肝之血液而成厥阴热利证。厥阴上热下寒，正虚邪实可以出现久利不止；太阴脾虚，又易招致厥阴肝气来犯，而见少阴痛利时作，因此，本病的发展变化规律与六经传变理论"实则阳明，虚则太阴"相符，运用六经辨证可以执简驭繁，便于指导临床治疗。

第四节　六经下利治验举隅

一、三阳热利案

刘某，女，58岁，农民。

初诊（2013年3月6日）：解稀水样便1天，大便呈水样，日下5次，泻下急迫，粪色黄褐而臭，伴腹痛、口干、尿少，纳差，寐差，舌淡红苔薄黄，脉弦。此乃三阳热利证，急以清热利湿兼解表为治，方用黄芩汤合葛根汤加减。

处方：黄芩15g，葛根10g，白芍10g，生姜10g，红枣10枚，炙甘草6g。2剂，每剂以水500mL煎至200mL，分2次温服，日进2剂。并配合中药熏蒸法（枳实、竹茹、黄芩、大腹皮、薏苡仁、石菖蒲等水煎）。

二诊（2013年3月8日）：服药1剂腹痛既止，2剂尽，今晨大便已成形，身痛亦轻，不恶寒，舌淡红，苔薄白，脉弦。药中病所，守上方再进3剂。

三诊（2013年3月11日）：诸症除，原方再进7剂以固其效。

按： 本案为泄泻初发型，起病急，腹痛，大便如水样，日下5次，恶寒，身痛，纳少，口苦，尿色淡黄，舌淡红苔薄黄，脉弦。该患者为中年女性，因不慎感受湿热之邪，肠腑传化失常，而发泄泻。湿热互结，腑气不通，气机不畅，不通则痛，故见腹部胀痛；湿热中阻，胃失和降，故见恶心呕吐；患者泄泻耗伤气阴，阴液不足，失去濡养，故见口干、倦怠乏力；舌淡红苔薄黄，脉弦为湿热证之象。方选黄芩汤合葛根汤加减，并中药熏蒸法（枳实、竹茹、黄芩、大腹皮、薏苡仁、石菖蒲等水煎），以加强清热利湿之效，腹痛除，则泄利止。

二、少阳寒热利证

温某，女，54岁，个体。

初诊（2011年6月9日）：大便溏泄半年，曾经电子结肠镜检查示：溃疡性结肠炎。服用多种中西药症状可减，但未能完全缓解。今就诊于余。辰下症：大便溏泄，日行四五次，多夹脓血，口苦、胸胁胀闷，小便不畅，舌淡，苔白腻，脉细弦。证属少阳邪热、气化失司、水饮内结。治以和解少阳，温化水饮，方选柴桂干姜汤加减。

处方：柴胡30g，黄芩10g，桂枝10g，干姜10g，生牡蛎20g，天花粉10g，炙甘草6g，半夏10g，茯苓30g。5剂，每日一剂，以水1000mL煎至500mL，去滓再煎10分钟，药汁浓煎至300mL。分2次温服。并配合药穴指针疗法（天枢、肝俞、脾俞、神阙等穴）。

二诊（2011年6月14日）：药后大便仍溏夹有脓血，但次数减至日行二三次，舌淡，苔白腻，脉细弦。按上方加白术30g，赤石脂20g，服5剂。

三诊（2011年6月19日）：大便已成形，仍有少许脓血，守原方再服7剂。

四诊（2011年6月26日）：诸症均除，予以理中丸善其后。

按：本案大便溏泄夹脓血已半年，当属《黄帝内经》之"大瘕泄"范畴，并见口苦、胸胁胀闷，小便不畅，舌淡，苔白腻，脉细弦，为少阳邪热、气化失司、水饮内结所致。与《伤寒论》第147条："伤寒五六日，已发汗而复下之，胸胁满微结，小便不利，渴而不呕，但头汗出，往来寒热，心烦者，此为未解也，柴胡桂枝干姜汤主之。"相似，故选柴桂干姜汤加减，和解少阳，温化水饮。并配合药穴指针疗法（天枢、肝俞、脾俞、神阙等穴）；加强调和肝脾，清泻里热之效。药后少阳枢机得利、邪热因去、水饮因利而便泄得止。

三、太阴少阴寒利证

张某，男性，65 岁，退休。

初诊（2014 年 3 月 25 日）：患者反复解黏液脓血便 6 月余，再发 1 周。曾在我院电子结肠肠镜检查示"慢性结肠炎（溃疡性）"，予中药灌肠、调节肠道菌群等治疗后，症状好转出院，入院 1 周前，解黏液脓血便再发，今为进一步诊治，求诊于余，辰下症：患者解黏液脓血便，日解 1 次，量中，稍稀，色黄，偶有伴下腹部隐痛不适，可忍受，腹部喜温喜按，腰膝酸软，形寒肢冷，精神疲乏，纳寐尚可，小便利，近期体重无明显变化。属"下利"之范畴，为脾肾阳虚之太阴少阴寒利证，以附子理中汤加减温中散寒、补益脾肾。

处方：黑附片（先煎）9g，干姜 10g，党参 10g，白术 10g，炙甘草 10g，当归 10，黄连 3，黄柏 10，败酱草 10，地榆 15。7 剂，水煎服，日 1 剂。艾灸法（神阙、天枢、中脘、肾俞等穴）。

二诊（2014 年 4 月 2 日）：大便已成形，日二三行，腹痛减轻，手足欠温，舌淡红，齿痕变淡，苔白，脉沉细。守上方加桂枝 10g，乌梅 15g，再服 7 剂。继续配合艾灸法治疗。

三诊（2014 年 6 月 25 日）：诸症已除，以理中汤固其本，续服半月，而病愈。

按：本案系泄泻慢性持续型，大便溏泄 6 月余，当属中医"泄泻"之范畴。患者老年男性，年老体虚，肾阳亏虚，日久及脾，脾失温煦；脾肾阳虚，阳虚无以摄血，脾脏运化失职，水谷不化，发为解黏液脓血便、质稀；太阴虚寒，寒湿凝滞，不通则痛，则腹痛；少阴阳虚，腰膝肢端失于温煦，则腰膝酸软、形寒肢冷。舌淡边有齿痕苔白厚，脉沉细为太阴少阴寒利之象。故本病病机为命门火衰，脾失温煦，病位在太少两经，病性为虚。故本病治以温中散寒、补益脾肾，方拟附子理中汤加味，并配合艾灸法（神阙、天枢、中脘、肾俞等穴），益气健脾、温阳补肾，中药内服结合、艾灸外治后，虚寒得散则腹痛除下利止。

四、厥阴热利证

陈某，男，58岁，农民。

初诊（2010年7月15日）。诉时腹闷痛、便脓血2月，大便日10余行、量少，里急后重，口苦、口干、不欲饮水，舌淡红、苔黄腻，脉细数。大便常规：脓球（－）、红细胞少许。电子结肠镜检查：溃疡性直肠炎。证属厥阴热利。方选白头翁汤加减。

处方：白头翁20g，黄柏10g，黄连5g，秦皮10g，薤白10g，生白芍30g，炙甘草10g。水煎服，每日1剂，日服2次，5剂。并配合中药保留灌肠（黄连、苦参、秦皮、虎杖、白头翁等浓煎）。

二诊（2010年7月20日），腹痛后重减轻，便次减为日3行。守方继进5剂。

三诊（2010年7月25日），患者诸症均除，大便常规复查正常，守方再服1月，结肠镜复查直肠炎症消除。

按：本例泄泻，其病机重心在厥阴，属热利。与《伤寒论》第371条"热利下重者，白头翁汤主之"相符，治以白头翁汤，在白头翁、黄芩、黄连、秦皮清利厥阴湿热基础上加生白芍、炙甘草酸甘化阴、缓急止痛之品，取清利与酸收并举，并配合中药保留灌肠（黄连、苦参、秦皮、虎杖、白头翁等浓煎），加强其清泻里热之效。

五、厥阴久利证

郑某，男性，35岁，个体。

初诊（2013年4月2日）：反复大便溏泻10年，曾做电子结肠镜检查示：慢性结肠炎。经健脾化湿或温阳补肾等治疗均未获效。今日就诊于余，辰下症：神疲乏力，口苦，四肢欠温，大便溏泻，日解2次，量中色黄，纳寐可，小便利，体重近期无明显减轻。证属厥阴久利，寒热错杂。治以清上暖下、攻补兼施，方选乌梅丸加减。

处方：乌梅20g，干姜10g，细辛6g，制附子6g，桂枝10g，川椒15g，黄连6g，黄柏10g，党参20g，当归15g，炙甘草10g。服7剂，每日一剂，以水1000mL煎至500mL，分2次温服。并配合隔姜灸（背部膀胱经之俞穴，配合神阙、关元等穴）。

二诊（2013年4月8日）：药后大便成形，日解1次，四肢冷较前好转，舌淡红苔厚微黄，脉沉细。守上方再服7剂。

三诊（2013年6月15日）：诸症已除，改汤剂为丸，续服1月，而病愈。

按：本案所患泄泻日久不已，前医多以久泻、体虚考虑治以健脾化湿或补肾温阳均未效。细析之，是证虽有大便溏薄，日久不已，手足冷，脉细弱为虚证、寒证；但又有口苦，是热证、实证，决非单独虚寒可论，故前医所治多未效。虑《伤寒论》第338条："……乌梅丸主之。又主久利。"与是证相符，故方选乌梅丸治以温阳泄热，补气养血。隔姜灸（背部膀胱经之俞穴，配合神阙、关元等穴），以增强其温阳之功。药后寒温热清，气血得补，不专治泄而泄自止。

小 结

六经辨证体系始于"医圣"张仲景,为众多辨证体系中的瑰宝。笔者三十余年临床观察可见泄泻病情复杂,病性多虚实夹杂,六经辨证分型多出现二经或三经并病合病形式,具体可分为三阳热利、少阳太阴寒热利、太阴少阴寒利、厥阴热利、厥阴久利五个证型。泄泻初起者,多见三阳热利证;而泄久者则以三阴之证为常见。病在三阳,反映邪实正气不衰;病居三阴,体现正虚邪恋不去。三阳热利证重心在阳明,因邪在太阳、少阳均需内犯阳明方能导致泄利。少阳太阴寒热利证少阳邪热,太阴寒湿,寒热湿滞于肠,气机阻滞于肠中而出现腹胀下利。三阴之利关键在于太阴,少阴、厥阴之利都与太阴密切相关,病在太阴脾,若从寒化则易伤少阴肾之阳气而致太阴少阴寒利证;从热化又可内耗厥阴肝之血液,而成厥阴热利证;厥阴上热下寒、正虚邪实可以出现久利不止。

因此,本病的发展变化规律与六经传变理论"实则阳明,虚则太阴"相符,应用六经辨证可以执简驭繁,便于指导临床治疗。

第十一章　便　秘

便秘古代称"结"，从《黄帝内经》到《伤寒杂病论》，以及后世医家多有论述。笔者从"结"入手，根据《伤寒论》六经辨证将便秘分为阳明"阳结"、少阳"阳微结"、太阴"阴结"、少阴"纯阴结"四大病证进行论治，可以执简驭繁，更好地指导临证应用。现将临床研究思路与实践体会，总结如下：

第一节　六经便秘机理探微

一、考便秘古之分类

便秘，中医古有"阳结""阴结""纯阴结""阳微结"等名称，考其源流，《黄帝内经》已有"阳结""阴结"之记载，如《素问·阴阳别论》："结阳者，肿四肢。结阴者，便血一升，再结二升，三结三升。阴阳结斜，多阴少阳曰石水，少腹肿。二阳结，谓之消。三阳结，谓之隔。三阴结，谓之水。一阴一阳结，谓之喉痹。"其所论阴结、阳结者，但言阴阳之气结也，而不专指便秘。

到了《伤寒论》，张仲景在第2条就有"脉浮而数，能食，不大便者"之"阳结"与"脉沉而迟，不能食，身体重，大便反硬"之"阴结"说法，并在第148条进一步提出："伤寒五六日，头汗出，微恶寒，手足冷，心下满，口不欲食，大便硬，脉细者，此为阳微结，必有表，复有里也。脉沉，亦在里也。汗出，为阳微。假令纯阴结，不得复有外证，悉入在里。此为半在里半在外也。脉虽沉紧，不得为少阴病，所以然者，阴不得有汗，今头汗出，故知非少阴也。可与小柴胡汤。设不了了者，得屎而解。"从"半在里半在外""头汗出，大便硬，脉细者"可知"阳微结"；由"不得复有外证，悉入在里"而明"纯阴结"。据此可知，便秘分"阳结""阴结""纯阴结""阳微结"，实源于仲师之论。

后世医家如清代伤寒大师柯琴在《伤寒来苏集》中更是明确指出："大便硬谓之结，脉浮数能食曰阳结，脉沉迟不能食曰阴结。"

二、便秘从"结"论治内涵

"阳结"便秘，即阳明腑气结滞，阳气独盛，阴不足以济阳而出现大便不通；而"阳微结"则是指阳气郁伏于少阳半表半里，热结尚浅，只需以小柴胡汤和解少阳枢机之郁结，大便一通，诸症均除，正如柯琴称之："邪在阳明，阳盛，故能食，此谓纯阳结；邪在少阳，阳微，故不欲食，此谓阳微结，宜属小柴胡汤矣。""阳微结"之"结"字有两层含义，第一层从症状看，是指大便硬结；第二层从病机分析，道出气机抑郁不伸之内涵。"阳微"并非是"阳气微弱"，意在说明邪结程度尚轻，有别于"阳结"之热结阳明。

便秘"阴结"者系病在太阴，为寒证、虚证，即为太阴脏寒，阳气亏虚，阴寒凝结，阴气独盛，阳不足以化阴，传导失常而致大便反硬；而"纯阴结"为病结少阴，属虚寒之证，系太阴病"阴结"进一步发展至少阴病而成。"纯阴结"之便秘与"阴结"之便秘，两者虽同为阴证便秘，但在病位上有太阴、少阴之别。

从上可见，"阳结""阳微结""阴结""纯阴结"四证共同之处为大便不通，但其内结之气不仅在互结程度上有深浅之别、病位上有在阳明、少阳、太阴、少阴之分，而且还反映了人体阳气从充足到亏虚再到虚衰，人体津液由盈至亏动态变化之全过程，处处体现出仲景"重阳气""保胃气""顾津液"的学术思想。

三、便秘六经辨证机理

便秘六经辨证可分为阳明阳结、少阳阳结、太阴阴结、少阴纯阴结等证型，具体如下：

1. 阳明"阳结"证

"阳结"便秘多属阳明病证，如《伤寒论》179条："病有太阳阳明，有正阳阳明，有少阳阳明，何谓也？答曰：太阳阳明者，脾约是也；正阳阳明者，胃家实是也；少阳阳明者，发汗利小便已，胃中燥烦实，大便难是也。"指出阳明病之来路，而第181条："问曰：何缘得阳明病？答曰：太阳病，若发汗，若下，若利小便，此亡津液，胃中干燥，因转属阳明；不更衣内实，大便难者，此名阳明也。"更是点明了阳明病阳结主症为"大便难"。而其细分又有脾约麻子仁丸证与承气汤证之不同。

（1）阳明脾约证

《伤寒论》第247条："趺阳脉浮而涩，浮则胃气强，涩则小便数，浮涩相搏，大便则硬，其脾为约，麻子仁丸主之。"其证属胃热肠燥津亏，以大便硬为主症。

（2）阳结腑实证

从《伤寒论》第213条"阳明病，其人多汗，以津液外出，胃中燥，大便必硬，硬则谵语"，到《伤寒论》215条"阳明病，谵语，有潮热，反不能食者，胃中必有燥屎五六枚也，若能食者，但硬耳"，表明了阳明热结"大便难"之证有由轻至重发展。

以上，阳明病"阳结脾越"证，当属津亏较甚；而阳明病"阳结"腑实者，又为热实较重。

2. 少阳"阳微结"证

少阳病"阳微结"，除不大便外，其脉虽沉细，但常伴头汗出。头为诸阳之会，只有阳经上行于头，阴经不能上行头部，故今头汗出，知为阳热内郁而不得外泄，上蒸于头所致，此可与少阴病相鉴别。少阳"阳微结"包括邪气与阳气二者的郁结，而现少阳枢机不利，其病位在少阳，常可兼及表证与里证，外连太阳，里及阳明。如少阳病内及阳明病热实邪结未深时，即如《伤寒论》第230条："阳明病，胁下硬满，不大便而呕，舌上白苔者，可与小柴胡汤。上焦得通，津液得下，胃气因和，身濈然汗出而解。"

3. 太阴"阴结"证

仲景《伤寒论》太阴病篇虽未提及"不大便"，但其在《金匮要略·腹满寒疝宿食病脉证治》中则有"趺阳脉微弦，法当腹满，不满者，必便难"。考其便秘，当属太阴脾阳亏虚、寒凝内结、阻滞肠腑气机而致之太阴"阴结"证。

4. 少阴"纯阴结"证

少阴"纯阴结"，脉沉以候里，里为阴，故其为阴证，属少阴肾阳虚衰之里虚寒证，且当无表证存在，仅有一派少阴阳虚之里寒证，故仲师言："假令纯阴结，不得复有外证，悉入在里。"因其阴寒内盛，而无汗，有别于"阳微结"之"头汗出"。少阴"纯阴结"为在太阴"阴结"基础上阳气虚损进一步发展加重而成。

第二节　六经便秘治法方药析要

便秘从六经辨证论治，具体可见：阳明"阳结"治以通腑攻下与润肠攻下，少阳"阳微结"治以畅达枢机，太阴"阴结"治以温补脏寒，少阴"纯阴结"治以温阳通便。

一、阳明"阳结"治以润肠攻下与通腑泄热

阳明"阳结"便秘，辨其"大便难"之轻重，将其分为阳明脾约证以及阳结腑实证。

1. 阳明脾约证

阳明脾约属胃热肠燥津亏所致，故麻子仁丸治之。方中麻仁润肠以通便；大黄、枳实、厚朴为小承气汤行气导滞、清热通便；杏仁降气润肠；芍药益阴和营，全方共奏清热润肠通便之效。

2. 阳明阳结腑实证

阳明阳结腑实者，热实较重，以小承气汤轻下实热。方中大黄苦寒，泄热去实、推陈致新；厚朴辛苦而温，行气除满；枳实苦而微寒，理气消痞，全方共奏通便导滞之功。若实热甚者，则当以大承气汤峻下实热。

二、少阳"阳微结"治以畅达气机

少阳病"阳微结"，究其病机为少阳枢机不利，其病位在少阳，故予小柴胡汤加减治之。方中柴胡味苦微寒升阳达表；黄芩苦寒养阴退热；半夏辛温，能健脾和胃，以散逆气而止呕；党参、甘草以补正气而和中，姜、枣之辛甘，温补和中。全方扶正祛邪，疏利少阳枢机，通达三焦，和畅气机，而达到外散内疏之目的，终能"可与小柴胡汤，设不了了者，得屎

而解"。

三、太阴"阴结"治以温补脏寒

太阴"阴结"为太阴脾阳亏虚、寒凝内结、阻滞肠腑气机所致。而太阴病证治，所选之理中汤合枳术丸，其方中干姜温脾以助健运，党参、白术、炙甘草益气补中，枳实合生白术行气补气以通气滞不畅之肠道气机。诸药合用共奏温补脾胃、行气通下之功。

此外，《伤寒论》第280条云："太阴为病，脉弱，其人续自便利，设当行大黄、芍药者，宜减之，以其人胃气弱，易动故也。"提示人们若遇见太阴"阴结"伴"大实痛"需加用大黄、芍药时，应慎重，当中病则止，此亦突显仲景"保胃气"之学术思想。

四、少阴"纯阴结"治以温阳通便

少阴"纯阴结"，因其阴寒内盛，故其治正如《伤寒论》第323条："少阴病，脉沉者，急温之，宜四逆汤。"故治少阴"纯阴结"当选四逆汤加减。方中附子温肾回阳，干姜温中散寒，两药合用，增强回阳之力；炙甘草温补调中。全方共奏温阳散阴寒之效，不攻其便而便自通。

第三节 六经便秘应用

便秘病从"结"论治，按六经辨证可分为阳明阳结证（脾约证、腑实证）、少阳阳微结证、太阴阴结证、少阴纯阴结证四大证型，详见如下：

一、阳明阳结脾约证

症状：大便干结或便出不爽，数日一行，消谷善饥，食后腹胀或困倦，嗳气频作，口干喜温饮，舌红苔黄腻，小便频数或小便自利，脉细数或细。

治法：清热润肠通便。

方药：麻子仁丸加减。

组成：麻子仁30g，芍药15g，枳实15g，大黄9g，厚朴15g，杏仁15g。

方中麻仁润肠以通便；大黄、枳实、厚朴为小承气汤行气导滞、清热通便；杏仁降气润肠，芍药益阴和营，全方共奏清热润肠通便之效。

加减：大便干结甚者，加玄参10g，生地黄10g。

外治：针刺（天枢、大肠俞、三阴交等穴）。

针刺所选之大肠俞为背俞穴，天枢乃大肠募穴，俞募相配应用泻法，疏通大肠腑气，腑气通则大肠传导功能正常；加配三阴交补法以增强滋阴润肠通便之效。

二、阳明阳结腑实证

症状：大便秘结，数日不通，腹痛拒按，身热汗出，口干，口臭，时欲饮冷，小便短赤，舌红，苔黄燥，脉数。

治法：行气导滞，清热通便。

方药：小承气汤。

组成：大黄9g，枳实10g，厚朴15g。

方中大黄苦寒，泄热去实、推陈致新；厚朴辛苦而温，行气除满；枳实苦而微寒，理气消痞，全方共奏通便导滞之功。

加减：大便秘结甚者，加芒硝。

外治：中药保留灌肠法（败酱草、大黄、黄连、红藤等药浓煎）。

中药保留灌肠法，是将调配好之中药浓煎至 100 ～ 150mL，
然后倒入灌肠筒内，患者摆好体位后，直接将药水缓慢推入肠
道中的方法。所选用的败酱草、大黄、黄连、鸡血藤等药物通
过此法，可直达肠道病所，以加强其清热通便之功效。

三、少阳阳微结证

症状：大便干结，胸胁苦满，但头汗出，喜善太息，嗳气
频作，口干，口苦，舌淡红苔薄黄，脉弦。

治法：和解少阳

方药：小柴胡汤。

组成：柴胡 10g，黄芩 10g，姜半夏 10g，党参 10g，炙甘
草 6g，生姜 10g，大枣 10g。

方中柴胡味苦微寒，升阳达表；黄芩苦寒，养阴退热；半
夏辛温，能健脾和胃，以散逆气而止呕；党参、甘草以补正气
而和中；姜、枣之辛甘，温补和中。全方扶正祛邪，疏利少阳
枢机，通达三焦，和畅气机，而达到外散内疏之目的，使得大
便自解。

加减：口干、口苦甚者，加黄连。

外治：中药烫熨法（大黄、香附、川楝子、枳实等药碾细
粉烫熨）。

中药烫熨法，即将加热过的烫熨药包置于患处，使局部血
管扩张，改善血循环，具有疏理气机，调和气血之功效。所选
用的药物大黄具有攻下里实，香附、川楝子、枳实具有调理气
血之效，诸药合用，达到外散内疏之功。

四、太阴阴结证

症状：大便不干或黏腻，便出不爽，排出困难，纳呆腹

胀，口淡喜温，头晕头重，神疲乏力，形寒肢冷，舌质淡苔白腻，舌质胖大边有齿痕，脉缓。

治法：温中健脾通便。

方药：理中汤合枳术丸。

组成：党参 15g，干姜 10g，炙甘草 10g，生白术 5g，枳实 20g。

方中干姜温脾以助健运，党参、白术、炙甘草益气补中，枳实合生白术，行气补气以通气滞不畅之肠道气机。诸药合用，共奏温补脾胃、行气通下之功。

加减：腹胀甚者，加厚朴。

外治：埋针疗法（足三里、肝俞、胃俞、关元等穴）。

埋针法，是将特制的小型针具固定于腧穴部位的皮内做较长时间留针的一种方法。针刺入皮肤后，固定留置一定的时间，给腧穴以长时间的刺激，可调整经络脏腑功能，达到防治疾病的目的。而所选用的足三里、肝俞穴可增强疏利少阳、行气通便之功；胃俞、关元穴可加强温胃散寒之效。

五、少阴纯阴结证

症状：大便干或不干，排出困难，面色㿠白，四肢不温，喜热怕冷，小便清长，或腹中冷痛，拘急拒按，或腰膝酸冷，舌淡，苔白或薄腻，脉沉迟或沉弦。

治法：温阳散寒通便。

方药：四逆汤。

组成：黑附片 10g，干姜 10g，蜜甘草 5g。

方中附子温肾回阳，干姜温中散寒，两药合用，增强回阳之力；炙甘草温补调中。全方共奏温阳散阴寒之效，不攻其便而便自通。

加减：体虚甚者，加红参。

外治：督脉灸。

督脉灸是指在督脉的大椎穴至长强穴，敷以厚 3～5cm、宽 8～10cm 的捣碎生姜泥，然后再铺上艾绒，最后洒上少量酒精作为助燃剂后点燃，一次燃尽后成为"一壮"，连续灸 3 壮。通过督脉灸的综合作用达到协调诸经、沟通内外、运行气血、平衡阴阳、抗御病邪、调整虚实的功效。因此运用此法可达到温阳散寒，而大便自通之效。

综上所述，现代医学如功能性便秘、肠道激惹综合征、肠炎恢复期肠蠕动减弱引起的便秘，直肠及肛门疾患引起的便秘，药物性便秘，内分泌及代谢疾病的便秘，以及肌力减退所致的排便困难等，均可按本法辨证施治。

章浩军等《结合"阳微结"理论用小柴胡汤治疗老年性便秘 100 例》：据临床观察研究认为，老年性便秘主要病理机制是气机郁滞，并结合其临床症状、治疗用药等特点，与《伤寒论》"阳微结"进行对比分析，发现两者病机相符，即均由肝胆气机郁结不畅，进而影响肠胃运化功能，导致大便秘结。因此，我们认为老年性便秘若无津亏、气虚之征者，皆可从疏利肝胆着手，采用小柴胡汤加减治疗。方中柴、芩相伍舒畅气机，姜、夏相配辛散开结，参、草、枣益气补中，白芍和调肝脾，桔、枳调达升降。诸药合用共奏和畅气机、开郁散结之功，"上焦得通，津液得下"，则便结自除。

第四节　六经便秘临证举隅

一、阳明阳结脾约案

孙某，女性，48 岁，农民。

初诊（2014 年 4 月 30 日）：患者大便干结 3 年，曾就诊于龙岩市某医院，行电子结肠镜检查示：肠道未见明显异常。长期依赖"碧生源常润茶"通便。辰下症：患者大便干结，如羊屎状，二三日一行；形体消瘦，心烦少眠，潮热盗汗，小便尚调，舌质红苔少，脉细。属阳明阳结之脾约证，治用麻子仁丸合增液汤加减，清热滋阴，润肠通便。

处方：火麻仁15g，玄参10g，麦冬10g，生地20g，枳实10g，厚朴10g，炙甘草6g，酒大黄10g，4剂，日1剂；并配合针刺（天枢、大肠俞、三阴交等穴）。

二诊（2014年5月4日）：药后诸症减。舌质红苔少，脉细。守上方再进7剂，以固其效。

按：本案所患便秘，现代医学称为肠易激综合征（便秘型）。中医认为：该患中年女性，素体阴血亏少，则肠道失去滋润濡养，津枯肠道失润，导致大便干结，排便困难；且阴不制阳，阳热之气相对偏旺而生内热，故见形体消瘦，潮热盗汗；气阴不足，心神失养则心烦少眠；舌质红苔少，脉细，为阳明阴津亏虚，脾为热所约而不能为胃行津液之脾约证。故选用麻子仁丸清热润肠以通便，以及增液汤增液、润燥、通便。胃肠受内脏神经支配，针灸治疗有调整神经的作用，故配针刺天枢、大肠俞、三阴交等穴，以达到滋阴养血，润肠通便之目的。全方取"增水行舟"之义，诸药配伍，针药结合，相得益彰，对阳明"阳结脾约"之便秘治有效佳。

二、阳明阳结腑实案

范某，女性，48岁，教师。

初诊（2014年7月8日）：患者大便秘结5年余，多次就诊于外院，予西药对症处理后，症状稍有改善，但易反复发作。3天前因饮食不慎后，大便多日未解，遂求诊于我科门诊。辰下症：大便秘结，数日不通，腹痛拒按，身热汗出，口干，小便短赤，舌红，苔黄燥，脉滑数。属阳明阳结之腑实证，急投小承气汤行气导滞、清热通便。

处方：大黄9g，枳实10g，厚朴15g，2剂，自煎，日1剂，分早晚温服；并配合中药保留灌肠疗法（用败酱草、大黄、黄连、鸡血藤等药）。

二诊（2014年7月10日）：患者诉药后排出如羊屎状粪便，腹痛较前明显减轻，守上方再进3剂，并嘱其避免辛辣之品。

按：患者年过七七，肝肾已阴亏，加之平素工作烦劳之事过多，思虑过度，耗气伤阴，气血运行不畅，郁热于里，里热已成；此次饮食不慎，进食辛辣之品，使得阳明燥结成实，腑气不通，故大便秘结，腹痛拒按；热伤津液，不能上蒸于口，故见口干；脉滑利而数，恐其燥热结实尚浅，故予试投小承气汤，方中大黄苦寒，泄热去实、推陈致新；厚朴辛苦而温，行气除满；枳实苦而微寒，理气消痞，全方共奏通便导滞之功，并加中药保留灌肠法（败酱草、大黄、黄连、红藤等药浓煎），以增强润肠通便之效。二诊患者大便已解，得之疗效确切，故再进3剂，以图长效。

三、少阳阳微结案

陈某，男，50岁，农民。

初诊（2014年3月2日）：诉大便干结10年，常为排便艰难，临厕努挣，便如羊粪样，腹中时痛隐隐，尿色清长。舌淡、苔薄白，脉弦细。诊断为少阳"阳微结"之便秘，为少阳枢机不利所致。方选小柴胡汤加减。

处方：柴胡20g，黄芩10g，半夏10g，党参20g，炙甘草10g，生姜10g，大枣10g，生白芍10g，桔梗10g，枳实20g。水煎服，5剂，每日1剂，日服2次。并配合中药烫熨法（大黄、香附、川楝子、枳实等药）。

二诊（2014年3月7日）：患者大便得通，但初头较硬后软，守方加茯苓20g，再继进7剂，患者大便质软已成形，日行一次，腹痛消除。

按： 本例便秘患者，中医辨证为少阳枢机不利之"阳微结"，少阳主三焦气机，上焦不通，津液不下，进而影响肠道蠕动功能，食物糟粕停留大肠时间延长，水分吸收增多，则为大便硬、排便难。治疗上一方面要以柴胡、黄芩疏利少阳枢机；另一方面以半夏、生姜、枳实辛散郁结；党参、炙甘草、大枣益气健脾。用药符合少阳"阳微结"患者阳气不足"血弱气尽"的体质特点，其药疏通之中寓有补气。中药烫熨法（大黄、香附、川楝子、枳实等药外敷烫熨）加强其调理气血之效，不专通便而便自通。

四、太阴阴结案

刘某，女性，65岁，农民。

初诊（2012年7月9日）：患者大便干结已2年，反复不已，且伴胃脘闷痛，纳减，时有恶心，嗳气，无反酸。近两月大便干结，2～3日一行，腹胀满，恶心，嗳气，纳少，疲乏，夜寐欠佳，舌质淡红、边有齿印，脉细弱。属太阴病阴结证，拟用理中汤合枳实丸加减，健脾助运、宽中除满。

处方：党参20g，干姜20g，枳实20g，生白术50g，半夏10g，炙甘草10g。服3剂。埋针疗法（足三里、肝俞、胃俞、关元等穴）。

二诊（2012年7月12日）：患者大便得下，脘满稍减，纳食略增，守上方加生姜10g，再进服5剂。

三诊（2012年7月17日）：诸症皆除，守原方再进7剂以巩固其效。

按：本案患者为老年女性，病程较长，以大便干结为主症，伴胃脘胀满，纳少，恶心，嗳气。因患者禀赋不足，加之后天脾胃失养，脾虚不能运化水谷精微，一者可使得脾胃升降气机不畅，二者可致津液不能濡润胃肠，二者均可现太阴阴结大便干结；气滞积于中焦，可见脘腹胀满；胃气上逆则见恶心欲呕、嗳气；脾气不升，精微物质不能输达全身而有疲乏、形体瘦削。舌质淡红、边有齿印，脉细弱均为太阴脾虚之征象。故用理中汤合枳术丸可健脾助运，宽中除满，并配合埋针疗法（足三里、肝俞、胃俞、关元等穴），以增强温阳散寒之效，终能使便下、腹胀得除而病愈。

五、少阴纯阴结案

1. 少阴元气虚衰"纯阴结"治验

刘某，男，24岁，个体。

初诊（2009年11月27日）：患者3月前因车祸致颈椎骨折，胸椎以下截瘫，在外科住院治疗，现因大便自行排出困难，特请余会诊。辰下症：四肢活动不能，少气懒言，排尿失禁，大便艰难，舌淡，苔薄白，脉沉细。该证为气血损伤，阳气大亏，急当温补元阳之气，拟用四逆加人参汤。

处方：制附子50g，干姜30g，炙甘草10g，红参30g。3剂，一日1剂，每剂以水600mL煎至300mL，每日分2次温服。并配合督脉灸疗法。

二诊（2009年11月30日）：患者诉服药后排便稍畅，每日1次，余症如前，舌质淡，苔薄白，脉细。守上方再进20剂。

三诊（2009年12月20日）：患者排便通畅，尿能控制，四肢活动不利尚未见明显改善。

按：本案患者因车祸损伤气血，尤其是少阴元阳之气大伤，而见大便艰难，当属少阴病"纯阴结"范畴，正如《素问·五脏别论》所言："魄门亦为五脏使，水谷不得久藏。"患者排便艰难与五脏气机功能失司关系密切，特别是元气一虚，诸脏功能均受影响，而魄门开启失职，则见大便难；少阴肾阳亏虚，关门不利，则见小便失禁。是时当务之急先应抓住少阴"元气"大伤这一关键，治以温补元阳之气，方选四逆加人参汤，并配合督脉灸疗法，温补元阳，药后阳气复、元气足，则大便得以畅通、尿能自控。

2. 少阴病阳虚寒盛"纯阴结"治验

李某，男，65 岁，退休教师。

初诊（2011 年 1 月 9 日）：少腹胀痛时作、大便秘结 20 年，曾多次结肠镜检查均未见实质性病变。辰下症：腹痛、腹胀如有物上冲，近触则痛剧，呕吐不能食，大便三日未行，舌淡苔薄白，脉沉紧。思症与大建中汤证相似，即投大建中汤。

处方：党参 20g，花椒 10g，干姜 10g，饴糖 30g，水煎服 2 剂，每剂煎 2 道汁约 600mL 分 2 次温服。并配合督脉灸疗法。

二诊（2011 年 1 月 11 日）：药后腹痛、腹胀未减，大便仍不通，虑其为少阴阳虚阴寒内盛之"纯阴结"，急宜温阳散寒，改投干姜附子汤。处方：制附子 30g，干姜 10g。1 剂，水煎二道汁，顿服。

三诊（2011 年 1 月 12 日）：患者昨日服药后未至一时所，即呕止、大便得通、腹痛消失而愈。继以理中汤善其后。

按：本案老年男性患者，以腹胀、腹痛时作、大便干结 20 年，是证辨证关键在于腹"胀、痛、秘"以及舌淡苔薄白，脉沉紧并见。初见之认为与大建中汤证相似，即投大建中汤，但未效。后改投干姜附子汤诸症即除，此正可知腹痛、大便结等急证，属少阴阳气虚衰而寒盛内结者，应遵仲景以大剂大辛大热之品，顿服，而取速效，并配合督脉灸疗法温阳散寒，药后阴寒得温，阳虚得补，故能寒结散，腹痛除，大便下，"纯阴结"自除；继以理中汤善后，则体现仲景"重阳气"学术思想，可使病瘥后而不易复，更显"治未病"之理念。

小 结

综上所论，系在六经辨证理论指导下，将便秘分为阳明"阳结"、少阳"阳微结"、太阴"阴结"、少阴"纯阴结"四大病证之论治方法，其特点在于：突显了关注人体阳气盛衰情况动态变化，大凡阳盛体壮之士常见"阳结""阳微结"，而老妇阳虚之人多见"阴结""纯阴结"，与"实则阳明，虚则太阴"之疾病传变规律相符，故能达辨证简便、准确，医治药专、效佳之目的。

参考文献

［1］万凤芝.浅探《伤寒论》对呕吐的辨证［J］.国医论坛，2002，17（6）：1-2.

［2］马保存.呃逆症的辨证与治疗［J］.实用医技杂志，1998，5（8）：608.

［3］冯少彬.《伤寒论》对腹痛的认识［J］.贵阳中医学院学报，2007，4（29）：10-12.

［4］冯敏萍.张颖.艾灸神阙穴辅助治疗胃脘痛的效果观察［J］.护理与康复，2013，4（12）：384-385.

［5］刘启华，章浩军.章浩军从"虚实"论治上腹痛综合征经验［J］.中医药通报，2016，15（4）：17-19.

［6］刘敏.生大黄粉贴敷神阙穴治疗肿瘤患者便秘的观察［J］，护理学杂志，2001，2（16）：99-100.

［7］李小刚.《伤寒论》中腹痛证治及用药规律研究［D］.贵阳中医学院中医临床基础，2010.

［8］李乾构，王自立.中医胃肠病学［M］.北京：中国医药科技出版社，1993.

［9］李冀.方剂学［M］.北京：中国中医药出版社，2011.

［10］宋嫦娥.《伤寒论》呕吐哕研究概况［J］.河北中医，2006：6（28）：476-477.

［11］陈治水，陈宁.溃疡性结肠炎中西医结合研究新进展［J］.

中国中西医结合杂志，2012，32（4）：437-442.

［12］罗颖，章浩军，范文东.从阴结论治老年性便秘临床观察［J］.江西中医药，2006，37（8）：37-39.

［13］周仲英.中医内科学［M］.北京：中国中医药出版社，2013.

［14］项红.浅谈《伤寒论》中的腹满辨证［J］.时珍国医国药，2002，7（13）：414-415.

［15］南京中医学院医经教研组.黄帝内经素问译释［M］.上海：上海科学技术出版社，1959.

［16］钟蓝.传统艾灸作用机理初探［J］.中国中医基础医学杂志，1999，5（6）：46.

［17］娄绍昆.六经辨证治疗治疗慢性萎缩性胃炎［J］，北京中医药大学学报，2004，01（03）：18.

［18］秦建平，胡勇.试析张仲景辨治便血［J］.河南中医，2006，26（10）：6-7.

［19］陶春晖.《伤寒论》腹痛浅析［J］.中医药学报，2011，2（39）：128-130.

［20］黄家诏.《伤寒论》呕哕病机探析［J］.河南中医，2005，11（25）：3-5.

［21］曹晶.徐景藩教授治疗难治性嗳气验案［J］.中医学报，2013，10（10）：1475-1476.

［22］符标芳，黄家诏.《伤寒论》痞证研究概况［J］.广西中医学院学报，2012，1（15）：80-82.

［23］章浩军，范文东，罗颖.应用六经理论指导肠道疾病诊治［J］.江西中医药，2007，38（2）：16-18.

［24］章浩军，范文东.六经辨证治疗溃疡性结肠炎66例［J］.江西中医药，2014，7（45）：43-45.

［25］章浩军，郭永健.结合"阳微结"理论用小柴胡汤治疗老

年性便秘 100 例［J］. 国医论坛，2003，18（4）：8-9.

［26］章浩军，郭永健. 六经辨证治疗溃疡性结肠炎［J］. 福建中医学院学报，2003，2（13）：19-20.

［27］章程鹏，孙易娜. 王旭高噎膈、反胃治法特色及其临床运用浅析［J］. 南京中医药大学学报，2015，3（31）：108-109.

［28］熊曼琪. 伤寒学［M］. 北京：中国中医药出版社，2011.